Inhalt

Seite

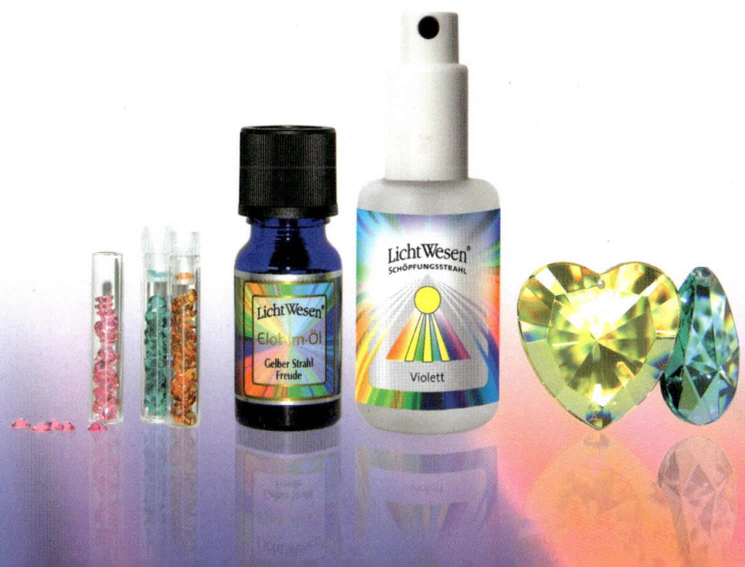

1. Was sind Elohim? Was sind Schöpfungsstrahlen?

Elohim sind mächtige Engelwesen, die seit Beginn der Schöpfung am Schöpfungsprozess teilnehmen. Sie wirken über die Farbstrahlen, die zu den Schöpfungsstrahlen gehören. Jeder Farbstrahl repräsentiert ein göttliches Prinzip. Von den Elohim der Farbstrahlen wird der Schöpfungsimpuls an die anderen Kräfte des Schöpfungsstrahles weitergegeben, die im Schöpfungsprozess wirken: die Erzengel und Engel, die Aufgestiegenen Meister und andere geistige Wesen, an Naturengel und Naturwesen, an die Wesen der Pflanzen und Edelsteine und an die Manifestationen der irdischen Welt. Der Schöpfungsstrahl umfasst die Energie aller Kräfte, die im Schöpfungsprozess mitwirken, angefangen vom göttlichen Impuls bis zur Verwirklichung in der materiellen Welt.

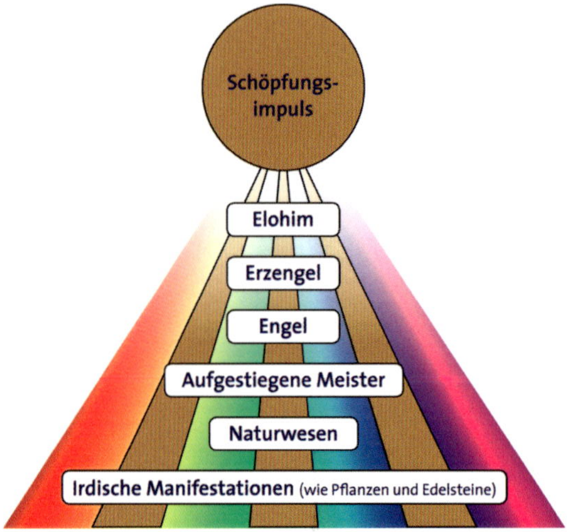

Zusammen mit den Erzengeln und Engeln begleiten und überwachen die Elohim den gesamten Schöpfungsprozess, damit er in der Ordnung bleibt. Was aus der Ordnung herausgefallen ist, können sie in kurzer Zeit wieder in die Ordnung bringen. Das gilt auch für den Körper, das feinstoffliche Energiesystem, für Verhaltensweisen, Denkstrukturen und Gefühle. Daher können

Grundlagen

Der Körper - sowohl der menschliche Körper als auch der von Tieren - ist mehr als nur das, was wir sehen und anfassen können, mehr als nur Materie. Neben der physischen Struktur existieren die feinstofflichen Strukturen: Energiebahnen, auch Meridiane genannt, die Chakren und die Aurakörper. Befindet sich in den feinstofflichen Bereichen eine Störung, wirkt sich dies auch auf den physischen Körper aus. Es kann zu Unwohlsein, Stimmungsschwankungen und zu körperlichen Beschwerden kommen.

Die Energiebahnen, die den gesamten Körper durchziehen, können mit Bewässerungskanälen verglichen werden. Sie versorgen jeden Bereich des Körpers mit feinstofflicher Lebensenergie. Treten in den Energiebahnen Störungen auf, kommt es auch zu Störungen in den versorgten Bereichen. Für einen gesunden Körper ist ein ausgeglichener Energiehaushalt wichtig. Alle Bereiche müssen ausreichend mit Energie versorgt sein, nicht zu wenig, aber auch nicht zuviel.

Elohim-Energien auch sehr kraftvoll in der Heilarbeit eingesetzt werden. Denn Heilung ist unter anderem auch, das, was aus der Ordnung gefallen und damit krank ist, wieder in die Ordnung zurückzuführen. Wenn wir Beschwerden haben, gibt es im Körper eine Störung. Die Abläufe, die bisher reibungslos funktionierten, laufen nicht mehr so wie im gesunden Organismus. Um heil zu werden, muss die Ordnung und mit ihr der reibungslose Ablauf wieder hergestellt werden. Die Elohim können dies mit einer Kraft und Schnelligkeit, wie ich es bisher noch nicht erlebt habe. Allerdings kann nicht jede Störung sofort in dieser Weise geklärt werden. Heilung besteht aus Entwicklungsschritten. Manchmal sind Erkenntnis- oder Umbauprozesse Voraussetzung für die Heilung. Dann wirken die Elohim zuerst dort, wo die energetische Blockade gelöst werden muss.

Die Elohim unterstützen auch, dass wir erkennen und verstehen, was in unserem Leben nicht in der Ordnung ist.

Durch die Kraft der Schöpfungsstrahlen wird der Lern- und Heilungsschritt in alle Ebenen des Energiesystems integriert. So entsteht in uns *eine neue Ordnung* auf einem höheren Energie- und Entwicklungsniveau. Die Schöpfungsstrahlen unterstützen die Heilung auch, indem sie das Körper-Energiesystem für den heilenden Impuls vorbereiten und ihn an die Ebene des Energiesystems anpassen, auf der er gebraucht wird.

2. Wie wirken die Energien der Elohim und der Schöpfungsstrahlen auf den Menschen?

Jeweils 12 LichtWesen Elohim-Zirkonia, -Öle und –Kristalle tragen die Energie der 12 Elohim-Farbstrahlen. 12 Sprays, Kristalle und Zirkonia der Schöpfungsstrahlen tragen die Energie des jeweiligen Schöpfungsstrahles. Kristalle und Öle bzw. Sprays wirken im Energiesystem über feinstoffliche Impulse. Diese Impulse klären, reinigen und lösen energetische Blockaden. Sie ordnen und harmonisieren, so dass der Körper wieder zu einer stabilen Balance finden kann.

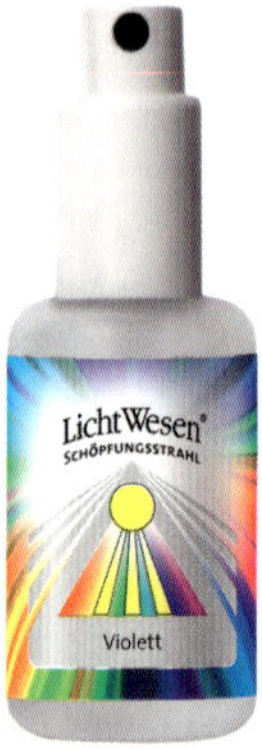

Im folgenden werden die Öle der Elohim und die Sprays der Schöpfungsstrahlen *Essenz* genannt. Den Begriff Kristalle verwende ich sowohl für die Tropfenkristalle der Schöpfungsstrahlen, als auch für die Herzkristalle und die Körperkristalle der Elohim.

Die Impulse der Kristalle und Essenzen wirken über das feinstoffliche Energiesystem auf alle Ebenen des Menschen: auf Körper, Geist und Seele. Sie klären den mentalen, emotionalen und spirituellen Bereich - also Denken, Gefühle, Verhaltensmuster - die spirituelle Ebene und die Verbindung zur Seele. Dem Körper fällt es leichter, die natürliche Ordnung wieder herzustellen. Die Kraft der Elohim und die der Schöpfungsstrahlen führt zum Erkennen der Ursachen. Störungen können schneller gelöst werden. So können die Kristalle und Essenzen auch andere Techniken unterstützen.

Jeder Farbstrahl gibt einen anderen energetischen Impuls, bearbeitet ein anderes Thema, schickt eine andere Schwingungsinformation. Mit dem passenden Farbstrahl können daher Blockaden gezielt aufgelöst und Störungen ausgeglichen werden.

Die LichtWesen Kristalle und Essenzen geben neben den klärenden auch ordnende Impulse an das Energiesystem. So trägt eine regelmäßige Anwendung dazu bei, dass der Körper in der Balance ist und die Kraft hat, stabil und gesund zu bleiben.

Die Anwendungen dieser Broschüre wurden so ausgewählt, dass sie wie ein tägliche Dusche genutzt werden können: sie reinigen von den täglichen, belastenden Einflüssen und unterstützen den Körper bei der Selbstregulation. Mit den Anwendungsbeispielen möchten wir inspirieren, den eigenen Körper durch energetische Impulse zu harmonisieren. Über die gezeigten Beispiele hinaus können die Kristalle und Essenzen der Elohim und der Schöpfungsstrahlen auch an anderen Körperpunkten und bei anderen Techniken eingesetzt werden. So sind sie zum Beispiel eine ideale Ergänzung zu Massage, Reiki oder Kinesiologie. Folgen Sie Ihrer Intuition. Es gibt noch Vieles zu entdecken. Die Weisheit Ihres Körpers wird Sie dabei unterstützen.

Weitere Anwendungsmöglichkeiten, die mit den Kristallen und Essenzen durchgeführt werden können, finden Sie in den Büchern des Literaturverzeichnisses.

Was ist Gesundheit?

Gesundheit drückt sich durch die Fähigkeit zur Selbstregulation aus. Das bedeutet, dass ein gesunder Körper den ausgeglichenen, stabilen Zustand selbst wieder herstellen kann, wenn dieser gestört wird. Störungen erlebt der Körper täglich: Emotional belastende Situationen, Stress, Ängste und Trauer, Enttäuschung, seelische Konflikte, Umweltgifte, die wir einatmen und Gifte in der Nahrung. Auch Strahlung, zum Beispiel von Handys, elektrischen Geräten, Sendemasten belastet den Körper, insbesondere das feinstoffliche Gefüge. Ein gesunder Körper kann solche Belastung kompensieren und reguliert sich immer wieder selbst. Ein gesunder Körper bleibt trotz aller Einflüsse in der Ordnung.

Auch seelische Konflikte der Vergangenheit führen zu Störungen im Körper. Selbst wenn diese gelöst sind, kann die irritierende Information an manchen Körperstellen und in korrespondierenden Körperbereichen noch vorhanden sein und wirken. Manchmal kann eine vollständige Regeneration erst dann eintreten, wenn auch das „Zellgedächtnis" gereinigt und harmonisiert ist.

Auch ein Anstieg des Schwingungsniveaus kann den geregelten Ablauf stören und zu Symptomen führen. Der Körper muss auf einem höheren Energieniveau eine neue Balance finden und sich neu stabilisieren.

3. Bedeutung der Farben für den Körper

Die alten Kulturen Ägyptens, Griechenlands, Chinas und Tibets und auch viele amerikanische Völker wissen um die Bedeutung der Farben für den Menschen. In der Antike wurden Kranke mit farbigen Pasten bestrichen oder in farbige Tücher gehüllt. Auch in jüngster Zeit beschäftigen sich Therapeuten wieder mit der Wirkung der Farben auf Körper und Psyche. Seit einigen Jahren werden Farbbäder und Farbbestrahlungen eingesetzt. So entwickelte die Krankengymnastin Christel Heidemann die Farbmeridiantherapie, bei der Pflanzenfarben auf Akupunkturpunkte und Meridiane aufgetragen werden. Die Farblichttherapie, bei der Sonnenlicht in Verbindung mit metallgefärbtem Glas wirkt, wurde sowohl an der Universität Witten/Herdecke, in Tübingen als auch in der Filderklinik bei Stuttgart untersucht. Der deutsche Heilpraktiker Peter Mandel entwickelte die Farbtherapie, ein umfassendes Behandlungskonzept, bei dem Akupunkturpunkte und Hautzonen mit farbigem Licht stimuliert werden.

Blau

Bedeutung: Entspannung, Ruhe, Frieden, stellt die Ordnung wieder her, Verbindung mit der Unendlichkeit

Blau ist eine kühlende Farbe, in der Farbtherapie sogar die kühlste und tiefste Farbe. In der Literatur wird sie bei Überreizung, Hitze, Verbrennungen, Hautallergien, Muskelverkrampfung, nervösen Zuckungen, eitrigen Prozessen, Krampfadern, Warzen, Bluthochdruck und Magenbeschwerden empfohlen, ebenso zur Kühlung bei Schmerzen und bei „hitzigen“ Störungen. Sie entspannt nervöse Verkrampfungen. Blau hat auch eine entgiftende Wirkung. Blau beruhigt und wird daher auch bei Schlafstörungen und für einen tiefen Schlaf eingesetzt. Ebenso kann sie zappelige Kinder beruhigen. Blau besitzt einen Bezug zur Hypophyse und zum Hormonsystem und kann dadurch die Umstellungsprozesse in der Pubertät und im Klimakterium unterstützen.

Blau vertieft die Meditation.

Gelb

Bedeutung: Freude, Lebendigkeit, sich entfalten, Wissen und Weisheit

Gelb ist eine warme Farbe, die aufheiternd wirkt und den Lebensantrieb stärkt. Daher wird sie bei Depressionen und beim Festhängen in destruktiven Gedanken eingesetzt. In der Farbtherapie wird sie genutzt, um den Blutdruck zu erhöhen, den Magen anzuregen, die Verdauung zu fördern, die Leber bei der Gallensaftproduktion zu unterstützen, das Verdauungssystem zu harmonisieren und die Entgiftung zu fördern. Gelb hat einen Bezug zum Nerven- und Drüsensystem und zum Lymphsystem (das Lymphsystem übernimmt unter anderem die "Müllabfuhr" des Körpers). Sie regt den Lymphfluss, das vegetative und motorische Nervensystem und die Hirntätigkeit an und lässt alle Lebenssäfte besser fließen. Gelb macht Chronisches akut.

In der Therapie wird Gelb auch bei Teilnahmslosigkeit, mangelndem Interesse an der Umwelt und bei Resignation eingesetzt. Außerdem steigert Gelb Lernfreude, Auffassungsgabe, Arbeitslust, das Interesse an der Umwelt und die eigene Aktivität. „Alle Unzufriedenen brauchen Gelb", las ich in einer Beschreibung zur Farbtherapie.

Rosa

Bedeutung: bedingungslose Liebe, Geborgenheit, Verständnis, Akzeptieren

Rosa wirkt entspannend und kann emotionale Wunden und schmerzliche Erfahrungen ausgleichen. Daher eignet sich diese Farbe für Phasen von Verzweiflung, Verlassenheitsgefühl, Trauer, Trennungsschmerz und „Herzschmerz“.

Weiß

Bedeutung: Klärung, Reinigung, Erkenntnis, Weitsicht, Ganzheit, Vollkommenheit

Weiß kann immer zur Klärung von Körperstellen und feinstofflichen Strukturen eingesetzt werden. Es unterstützt die Entgiftung und gibt den Impuls zum Verstehen, zur Weiterentwicklung und zur Ganzheit.

Grün

Bedeutung: Heilung, Regeneration, Balance, Ausgleich

Grün ist eine ausgleichende, beruhigende, neutrale Farbe, die auf allen Punkten und Körperstellen angewendet werden kann. In der Therapie wird Grün auch bei akuten Stauungen und Blockaden, bei hitzigen, entzündlichen, geschwollenen, schmerzhaften Symptomen und für die Augen eingesetzt. Es fördert die Ausscheidung. Ebenso wird es für Atemwegsbeschwerden, Gelenkentzündungen und Diabetes empfohlen. Grün wirkt auf Gefühle entspannend und ausgleichend und wird daher auch eingesetzt bei Stimmungsschwankungen, Ungeduld, und um Zufriedenheit und inneren Frieden zu fördern.

Rot

Bedeutung: Lebenskraft, Zentrierung, Energie

Rot bringt gestaute und gehemmte Lebensenergie ins Fließen. Es fördert die Durchblutung, die Entschlackung und Ausscheidungsprozesse. Dabei können Rötungen, Jucken und Pickel entstehen. In der Literatur wird Rot empfohlen gegen Verdauungsträgheit, um den Stoffwechsel anzuregen, bei eiterfreien Wunden, Kehlkopfbeschwerden und Frostschäden.

Rot macht gesprächig, erregt und heiter, aber auch hastig, eifrig, leidenschaftlich. Zuviel Rot kann zu Aufregung und Aggression führen – Rot kann mit Grün neutralisiert werden.

Violett

Bedeutung: Transformation, Reinigung, Befreiung von Blockaden bis zur Wurzel

Violett reinigt am stärksten und wird daher in der Farbtherapie auch eingesetzt, um Umweltgifte oder Impfstoffe abzubauen. Diese Farbe gleicht Disharmonien aus, vermittelt zwischen Gegensätzen, und harmonisiert die Gehirnhälften. In der Literatur wird Violett auch empfohlen, um eine überaktive Bauchspeicheldrüse und überbeanspruchte Lymphdrüsen zu harmonisieren. Ihr wird eine Steigerung der Abwehrkräfte durch Stimulation der Milztätigkeit und durch Bildung von weißen Blutkörperchen nachgesagt.

Violett ist eine Geistfarbe. Sie verbindet mit der höheren Ordnung, schenkt Einsichten, Erkenntnis und Inspiration. Violett vertieft die Meditation.

Türkis

Bedeutung: Leichtigkeit, Verspieltheit, Kreativität

Türkis bringt Gestautes ins Fließen und kann daher bei gestauten Gefühlen und Verhaltensmustern eingesetzt werden. Es verbindet mit Informationen aus dem Tiefenbewusstsein und dem höheren Bewusstsein. Es befreit, beruhigt und wirkt wohltuend. In der Therapie wird es eingesetzt, um Informationen aus dem Unbewussten bewusst zu machen, um die Schilddrüse zu harmonisieren, bei Kopfschmerzen aufgrund von „elektromagnetischem Smog" und um bei mentaler Nervosität zu beruhigen. Türkis fördert den klaren sprachlichen Ausdruck und eine aufrichtige Kommunikation. Da Türkis die Leichtigkeit verstärkt, wird die Farbe auch bei Verspannungen, Krämpfen und Stauungen eingesetzt und wenn jemand sich schwer fühlt.

Magenta

Bedeutung: Heilwerden auf allen Ebenen, tiefe Stille und Weite

Magenta ist die höhere Potenz von Violett und kann daher als intensivere Form des Violetts eingesetzt werden. Da die Farbe den Einklang mit den unterschiedlichen Ebenen fördert, ist sie ideal, um therapeutische Maßnahmen zu integrieren und zu stabilisieren. Die tief beruhigende Wirkung fördert einen erholsamen Schlaf. Magenta wird auch Schutz vor metaphysischer Beeinträchtigung und vor Strahlung zugeschrieben.

In der Farbtherapie kann statt Orange oft der magentafarbene Strahl der Elohim oder der magentafarbene Schöpfungsstrahl eingesetzt werden.

Gold

Bedeutung: Bewusstsein, männliches Prinzip, Heilung

In der Metaphysik gilt Gold als stärkste Heilfarbe. Ihr wird nachgesagt, dass sie Lebensmut, das Selbstwertgefühl und spirituelle Fähigkeiten stärkt. Sie fördert Stabilität und unterstützt jede Heiltechnik. Gold harmonisiert auch den männlichen Aspekt.

Silber

Bedeutung: Intuition, weibliches Prinzip, Schutz

Da Silber die Farbe des weiblichen Prinzips ist, harmonisiert sie den weiblichen Aspekt. Manche Therapeuten setzen Silber ein, um Gestautes ins Fließen zu bringen. Als Farbe des weiblichen Prinzips reguliert sie Zyklen und unterstützt bei Frauen- und Mutterleiden und bei Menstruationsbeschwerden.

Kristallin

Bedeutung: Verbindung

Kristallin kann eingesetzt werden, um Bereiche, Bewusstseinsanteile und auch Körperzonen miteinander zu verbinden. Zum Beispiel kann das regulierende Hormon- und Drüsensystem stärker mit dem Gehirn und dem ganzen Körper verbunden werden. Bei Brüchen und Verletzungen kann Kristallin das Getrennte kraftvoll verbinden.

4. Auswahl des passenden Farbstrahles

Vorab: Es gibt keinen falschen Farbstrahl! Jeder Farbstrahl wirkt zu einem Aspekt des Lebens, den ein Mensch mehr oder weniger entwickelt hat. Es gibt jedoch Farbstrahlen, die eine größere Wirkung auf das anstehende Thema haben als andere. Daher empfehlen wir, die Farbstrahlen für die momentane Situation oder Frage auszuwählen

- nach den Themen der jeweiligen Farbstrahlen
- mit Testverfahren wie Biotensor, Pendel, Muskeltest der Kinesiologie oder Elektroakupunktur
- mit dem energetisierten Kartenset von LichtWesen
- oder lassen Sie sich von Ihrer Intuition führen.

Blau ist empfehlenswert bei Entzündungen und hitzigen Prozessen. Auch zur Beruhigung von Insektenstichen insbesondere Bienenstichen hat es geholfen.
Viele nutzen Blau für einen erholsamen Schlaf.

Grün ist die Farbe der Heilung, für Entspannung und Wohlbefinden. Sie kann daher auf allen Punkten und Energiebahnen eingesetzt werden.

Türkis regt den Fluß der Lebensenergie an und bringt ins Fließen. Es empfiehlt sich daher bei Verspannungen, Verstopfungen und Stauungen.

Weiß wirkt klärend und reinigend und kann wie Grün auf allen Punkten verwendet werden.

Rosa ist der Strahl des Akzeptierens und der Geborgenheit. Er hilft, wenn die Bereitschaft zur Heilung blockiert ist und lindert aggressive Reaktionen des Körpers bei autoaggressiven Störungen (wie Rheuma und Allergie).

Rot verbindet mit der Kraft der Erde, so dass diese Kraft dem Körper zur Verfügung steht. Die Wahrnehmung für den Körper und seine Bedürfnisse wird gestärkt.

Für die Reinigung eigenen sich vor allem der **weiße** und **violette** Strahl. Um Körperstellen zu harmonisieren sind besonders **Grün** und **Magenta** geeignet. Letzlich kann jeder Farbstrahl auf jeder Körperstelle angewandt werden. Lassen Sie sich von Ihrem Impuls, Ihrer Intuition oder Testverfahren leiten.

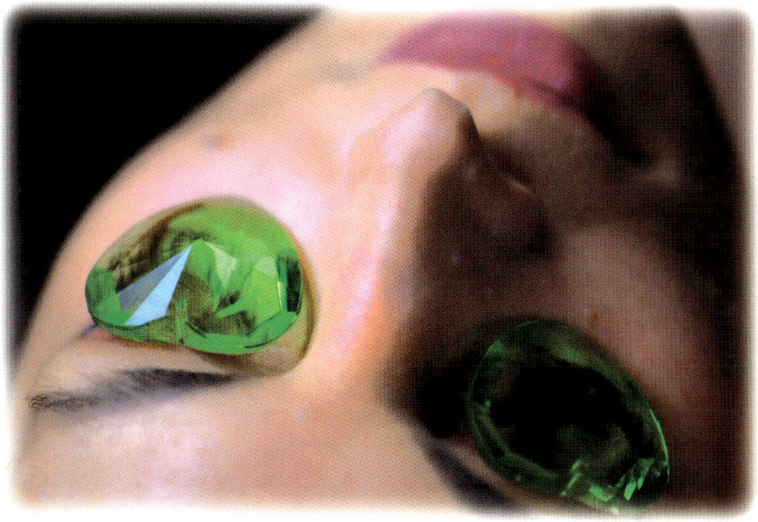

Grüne Kristalle wirken entspannend

5. Anwendung der Elohim-Öle, -Kristallherzen und -Körperkristalle und der Kristalle und Essenzen der Schöpfungsstrahlen

Die Kristalle und Essenzen der Elohim und der Schöpfungsstrahlen können neben den später genannten Beispielen auch auf Zonen mit Empfindungen oder Beschwerden aufgetragen werden. Es hat sich bewährt, bei der Anwendung der Kristalle und Öle der inneren Weisheit und der eigenen Intuition zu folgen. Sie können die Elohim und die Kräfte der Schöpfungsstrahlen zusätzlich bitten, Sie bei der Anwendung der Kristalle und Essenzen zu führen und so zu wirken, dass die Ordnung und der Einklang mit dem Schöpfungsplan wieder hergestellt werden.

Auch bei der Dauer der Anwendung sollten Sie Ihrer Intuition folgen. Die Erfahrung hat gezeigt, dass Körperkristalle oft abfallen, wenn der Wirkungszeitraum überschritten ist. Auch körperliche Empfindungen signalisieren das Ende der Einwirkzeit: Man legt die Hand auf die Stelle oder hat den Impuls, dort zu reiben. Die Stellen, auf denen die Kristalle wirken, beginnen möglicherweise zu kribbeln, zu ziehen, zu jucken oder es können auch schmerzende Empfindungen auftreten, die meist sofort wieder verschwinden, wenn der Kristall entfernt wird. Bei kognitiven Menschen kann der Gedanke auftauchen, dass es „jetzt genug ist“ oder „ich habe jetzt keine Lust mehr“. Manchmal meldet sich dann auch ein anderer Satz: „Je länger, desto besser.“ Doch das stimmt nicht immer. Man kann mit den LichtWesen Kristallen, Essenzen und Ölen zwar nicht überdosieren, doch wie beim Sport kann es bei großer Belastung zu spürbaren Empfindungen kommen, die als unangenehm empfunden werden. Wie gesagt, achten Sie auf die Signale des Körpers. Manchmal ist es auch hilfreich, eine Pause zu machen.

Die Elohim-Kristallherzen und die Kristalle der Schöpfungsstrahlen

Die Elohim-Kristallherzen und auch die Kristalltropfen der Schöpfungsstrahlen besitzen eine flache und eine spitze Seite.

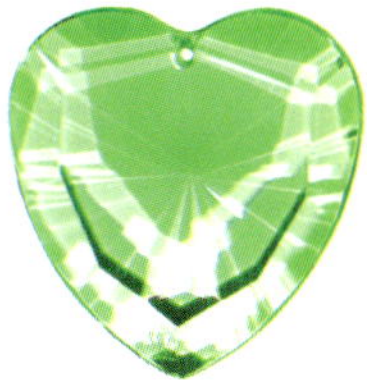

Flache Seite: Legt man die flache Seite auf Körperstellen, werden energetische Störungen und Blockaden herausgezogen. So können auch Chakren, Meridiane und Stellen mit Beschwerden gereinigt werden. Da die Störenergie durch den Kristall fließt, wird sie direkt gereinigt und transformiert und tritt als klare Energie in die Umgebung.

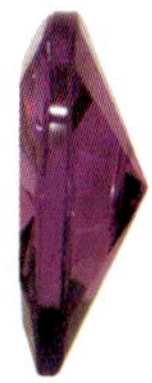

Spitze Seite: Über die spitze Seite werden Körperstellen mit der Energie des jeweiligen Farbstrahles aufgeladen. Wird auf die flache Seite eine LichtWesen Essenz aufgetragen, zum Beispiel die Integrationsessenz Baum, fließt die Energie dieser Essenz zusätzlich zur Energie des jeweiligen Farbstrahles in den Körper.

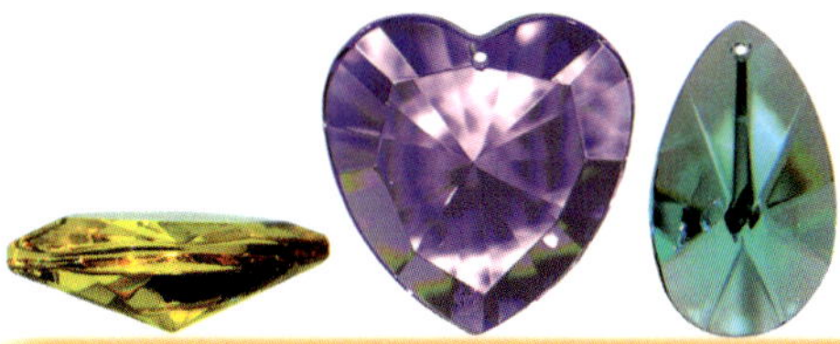

Kraftvolle Ergänzungen zu Massagen:
über die spitze Rückseite und das untere Ende des Kristalls kann die Energie einmassiert werden.

Die Kristalle der Elohim und der Schöpfungsstrahlen sind auch eine kraftvolle Ergänzung für Massagen, wenn man direkt mit dem Kristall massiert. Dazu kann sowohl die spitze Rückseite als auch die Spitze verwendet werden. Insbesondere bei Fußreflexzonen-Massagen fließt zusätzlich zum Massageimpuls die Energie des Farbstrahls in den gesamten Körper. Eine ähnliche Wirkung erzielt man bei Ohr- und Handmassagen.

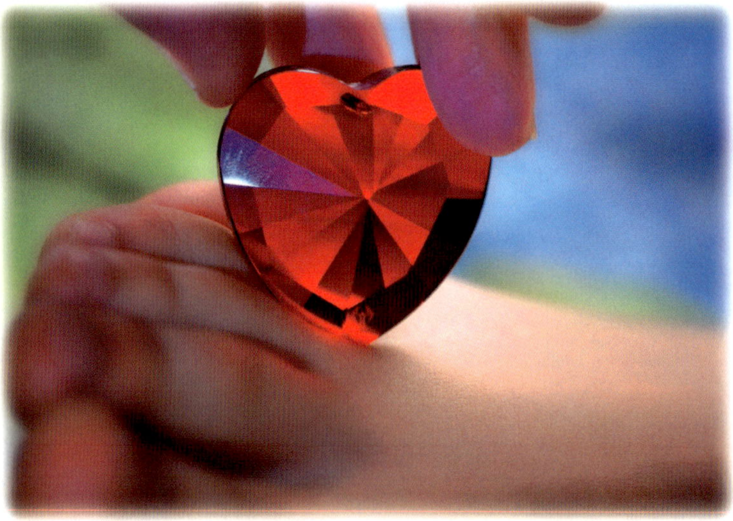

Fußmassage mit Elohim-Kristall

Die Elohim- und Schöpfungsstrahlen-Kristalle entfalten ihre Wirkung auch, wenn sie in der Hemd- oder Hosentasche oder als Schmuckstück getragen werden. In den Raum gehängt oder gelegt füllen sie die Umgebung mit der Energie des jeweiligen Farbstrahls. Die Kristalle können auch ins Trinkwasser und ins Badewasser gelegt werden, so dass das Wasser die Energieschwingung aufnimmt.

Alle LichtWesen Produkte sind energetisch versiegelt, das heißt, sie nehmen keine Schwingung von außen auf. Dadurch bleiben sie rein und kraftvoll in ihrer Wirkung.

Die Wirkung der Elohim-Kristallherzen und der Kristalle der Schöpfungsstrahlen kann mit Licht verstärkt werden. Empfehlenswert ist Krypton- oder Xenonlicht, weil dieses Licht ein vollständigeres Farbspektrum besitzt.

Mit der Farblampe können Sie die Energie des Kristalls direkt in Körperstellen oder in Energiestrukturen fließen lassen. Das Licht verstärkt die Kraft des Kristalls und leitet sie punktförmig und tief in die Körper-Energiestrukturen. Legt man die *Blume des Lebens* unter den Kristall, wird die Wirkung breiter und sanfter. *Die Blume des Lebens* symbolisiert das Schöpfungsprinzip und harmonisiert. Über das Licht der Farblampe integriert sie den Schwingungsimpuls des Kristalls in das Körper-Energiesystem. Der Kristall ohne *Blume des Lebens* wirkt ordnend und regenerierend, mit der *Blume des Lebens* ist die Wirkung harmonisierend und integrierend. Der Unterschied in der Wirkung ist für feinfühlige Menschen deutlich wahrzunehmen.

Setzt man sich in den farbigen Lichtstrahl, kann man ein „Farbbad" nehmen.

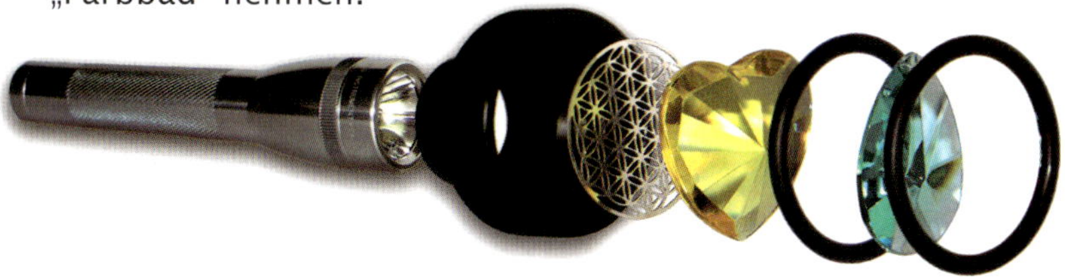

Mini Maglite-Taschenlampe mit Aufsatz und Halteringen. Passend für ein oder zwei Kristalle und die *Blume des Lebens*. Die flache Seite des Kristalls zeigt in Richtung Lampe, so dass das Licht über die spitze Seite auf den Körper leuchtet.

Bei LichtWesen gibt es einen Aufsatz für die Mini-Maglite-Taschenlampe, in den ein oder zwei Kristallherzen, ein oder zwei Kristalltropfen oder eine Kombination von Kristallherz und Kristalltropfen eingelegt werden können. Ebenso ist die *Blume des Lebens* erhältlich. Sie wird unter den Kristall in den Aufsatz gelegt. Es gibt sie silberfarben (Edelstahl) und goldfarben (24 Karat vergoldetes Messing). Beide Varianten der *Blume des Lebens* wirken harmonisierend und integrierend. Die silberfarbene Variante macht die Energie des Kristalls gezielter und strukturierender. In der chinesischen Medizin würde man ihre Wirkung als kühlend bezeichnen. Die Goldfarbene wirkt sanfter und entspannend. In der chinesischen Medizin würde man sie als wärmend bezeichnen.

Elohim-Körperkristalle

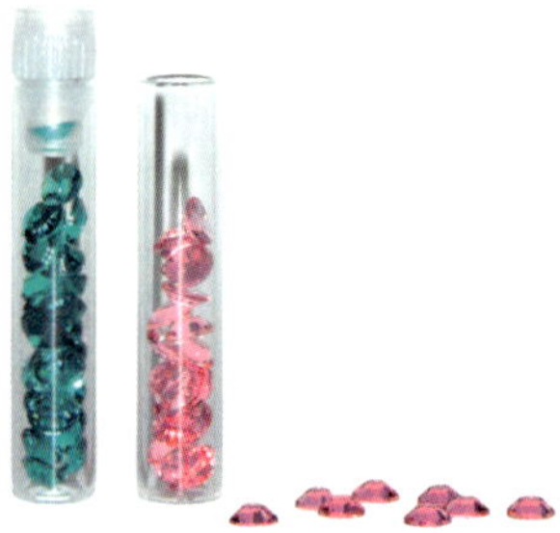

Auch die 12 verschiedenfarbigen Körperkristalle von 4,8 mm Durchmesser tragen die Kraft der 12 Farbstrahlen der Elohim. Sie werden direkt mit Hautkleber oder einem kleinen Pflaster auf die Haut geklebt, zum Beispiel auf die Chakren, auf Akupunkturpunkte oder auf Stellen mit Beschwerden. Man kann aber auch die Farben, die man braucht, in ein kleines Glasröhrchen füllen, dieses dann in der Hand halten, am Körper tragen oder die Kristalle in einem kleinen Beutel aus Naturfaser-Stoff auf die Körperstellen kleben.

Bevor Sie die Körperkristalle aufkleben, sollten Sie die Körperstelle mit Alkohol entfetten. Dazu eignen sich auch die LichtWesen Tinkturen mit Alkohol. Wenn Sie für Ihr Thema oder den Körperbereich die passende LichtWesen Tinktur auswählen (zum Beispiel über Testverfahren oder das Kartenset), können Sie die Wirkung des Elohim-Kristalls verstärken. Universell einsetzbar sind die Tinkturen Nr. 13 *Seraphis Bey*, Nr. 14 *Victory*, Nr. 27 *Raphael*, Nr. 38 *Elemente Balance* und Nr. 40 *Relax*.

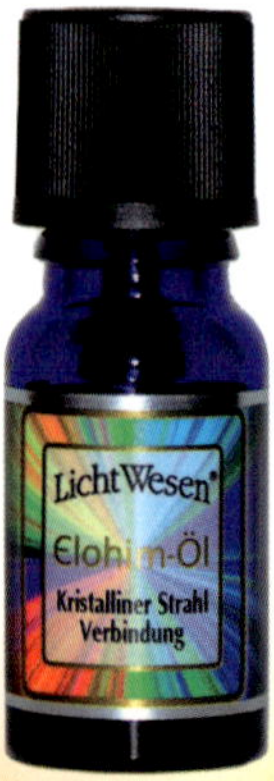

Elohim-Öle

Die Elohim-Öle sind eine Mischung aus hochwertigen reinen ätherischen Ölen. Auf einem Duftvlies, einem Duftstein oder im Brunnen füllen sie den Raum mit der Energieschwingung des jeweiligen Elohim-Farbstrahles. Man kann sie aber auch auf ein Taschentuch träufeln, in Kosmetika wie Duschgel und Körperlotion einrühren oder sich selbst Sprays oder Massage-Öle herstellen:

Elohim-Farbstrahlen Spray: Füllen Sie Alkohol in eine kleine Sprühflasche, geben Sie einige Tropfen des ätherisches Elohim-Öles hinzu und schütteln Sie. Dadurch vermischt sich der Alkohol mit dem Elohim-Öl. Anschließend füllen Sie diese Mischung mit Wasser auf. Bewährt hat sich ein Verhältnis von ½ Alkohol (30-40%) und ½ Wasser. Auf 50 ml Flüssigkeit geben wir 5-10 Tropfen ätherisches Öl, je nachdem wie intensiv der Duft sein soll. Wenn 96%iger Alkohol verwendet wird, reicht 1/3 Alkohol bei 2/3 Wasser.

Elohim-Massageöl: Geben Sie auf 50 ml Basisöl (zum Beispiel Mandelöl) 5-10 Tropfen Elohim-Öl und schütteln Sie. Die gleiche Menge können Sie auch in eine Körperlotion geben.

Essenzen der Schöpfungsstrahlen

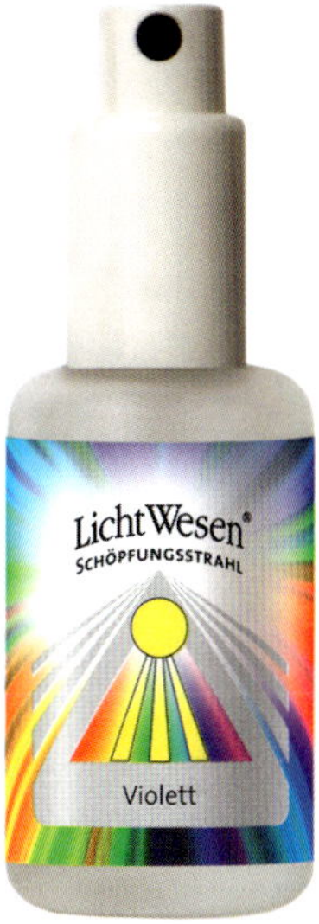

Die Essenzen der Schöpfungsstrahlen sind in zwei Formen erhältlich: als Wasser-Alkohol-Mischung, das mit reinem ätherischen Ölen angereichert ist und als Spray mit Perlenextrakt. Die hochwertigen Ölkompositionen der Duftsprays sind passend zum Farbstrahl zusammengestellt. Die ätherischen Öle und Perlenextrakte bringen den hohen Schwingungsimpuls bis in den irdischen Bereich. Das Spray kann direkt auf der Haut und in der Aura angewendet werden.

Ebenso wie die Elohim-Öle können Sie das Spray mit Kosmetika wie Duschgel, Körperlotion und Massageöl vermischen und anwenden. Vermeiden Sie unmittelbar nach der Anwendung der Duftsprays eine direkte Sonnenbestrahlung der Hautstellen.

6. Anwendungsbeispiele

6.1 Chakren, Energiebahnen, Heilzonen, Fußreflexzonen, Ohrzonen, Akupunkturpunkte

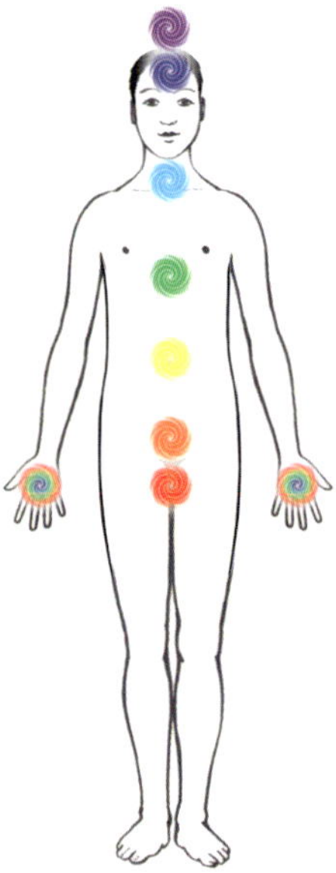

Chakren

Reinigung und Klärung der Chakren

Alle Chakren können mit den Elohim-Kristallherzen und mit den Tropfen der Schöpfungsstrahlen geklärt und aufgeladen werden. Für die Reinigung legt man die flache Seite des Kristalls auf das Chakra der Körpervorderseite (nicht auf die Körperrückseite, sonst fließt die Energie „gegen den Strich"). Zur Reinigung und Klärung eignen sich besonders Weiß, Violett, Magenta und Grün. Aber auch die anderen Farbstrahlen wirken mit der flachen Kristallseite reinigend und klärend. Auch die Elohim-Öle und die Schöpfungsstrahlen-Sprays können zur Reinigung und Harmonisierung der Chakren eingesetzt werden.

Harmonisierung der Chakren

Zur Aktivierung und Harmonisierung wird die spitze Seite des Kristallherzes bzw. des Kristalltropfens auf das Chakra gelegt. Hält man den Kristall in unterschiedlichem Abstand vom Körper, kann auch der Emotionalkörper und der Mentalkörper harmonisiert werden. Die Farblampe verstärkt auch bei der Harmonisierung der Chakren die Kraft der Kristalle.

Zur Chakrenharmonisierung kann entweder die Farbe gewählt werden, die dem jeweiligen Chakra zugeordnet ist, oder man wählt intuitiv aus. Alle Farbstrahlen eignen sich, um die Chakren zu energetisieren.

	Farbe	Lage
7. Kronen-Chakra	Weiß, Gold	Auf dem Scheitel, öffnet sich nach oben
6. Stirn-Chakra	Indigoblau und Violett	in der Mitte der Stirn
5. Hals-Chakra	Türkis und Blau	zwischen Halsgrube und Kehlkopf
4. Herz-Chakra	Grün, Rosa	Mitte der Brust
3. Nabel-Chakra	Gelb	Solarplexus zwei Finger breit über dem Nabel
2. Sakral-Chakra	Zinnoberrot, Orange	oberhalb des Schambeins
1. Wurzel-Chakra	Glutrot, Scharlachrot	zwischen Anus und Genitalien, öffnet sich nach unten
Hand-Chakra	irisierend	

Meridiane und Funktionskreise

Die Meridiane, auch Leitungsbahnen oder Energiebahnen genannt, durchziehen den gesamten Körper und versorgen ihn mit Lebensenergie. Wie bei den Chakren können auch die Meridiane mit den Elohim-Kristallherzen und den Kristalltropfen der Schöpfungsstrahlen gereinigt und aufgeladen werden, indem man dem Verlauf folgt bzw. sanft massiert oder mit der Farblampe bestrahlt.

Lungenmeridian	**Weiß**
Dickdarmmeridian	**Schwarz**
Magenmeridian	**Beige**
Milz-Pankreas-Meridian	**Gelb**
Herzmeridian	**Rot**
Dünndarmmeridian	**Lila**
Blasenmeridian	**Türkis**
Nierenmeridian	**Blau**
Kreislaufmeridian	**Pink**
Dreifacher Erwärmer	**Orange**
Gallenmeridian	**Braun**
Lebermeridian	**Grün**

Die zwölf Organmeridiane werden Yin und Yang zugeordnet. Jeweils ein Yin- und ein Yang-Meridian zusammen bilden einen sogenannten Funktionskreis. Lungen- und Dickdarmmeridian zusammen ergeben den Lungen-Dickdarm-Funktionskreis.

Themen der Funktionskreise und Meridiane

Die folgende Beschreibung der Funktionskreise bietet nur einen Überblick. Umfassendere Informationen finden Sie in der entsprechenden Literatur.

Funktionskreis Niere-Blase

Der Funktionskreis Niere ist Grundlage körperlicher, geistiger und nervlicher Widerstandsfähigkeit und Ausdauer. Bei einem ausgeglichenen Funktionskreis ist der Mensch tolerant gegen nervliche Belastung, Stress sowie große Hitze und Kälte.

Themen: Entfaltung der Lebenskraft, Willen, Stabilität, Sicherheit und Halt, Fortpflanzung, Festigkeit, Beständigkeit, Vertrauen

Symptome bei Störung: Willensschwäche, Angst, Unsicherheit, Wankelmut, Verzagtheit, Gehemmtsein

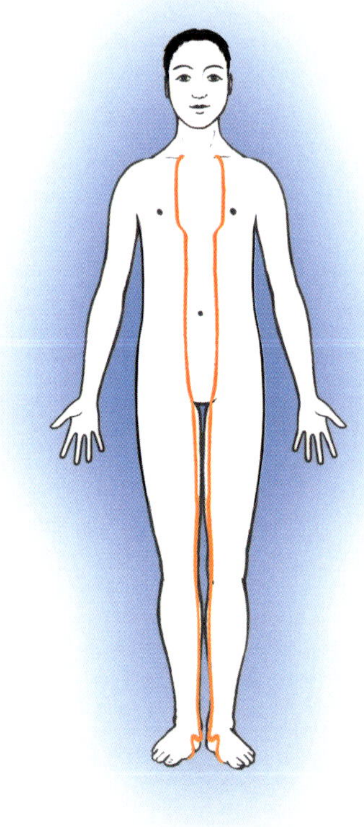

Nieren-Meridian

Themen: Koordinierung der Gehirnhälften, Erinnerung, Partnerschaft

Lage: Der Nieren-Meridian beginnt in der Mitte der Fußsohle. Von dort steigt er an der Fußinnenseite nach oben, beschreibt einen Kreis um den Fußknöchel und verläuft von dort an der Beininnenseite gerade nach oben über Schambein, Bauch und Brust. Er endet am Schlüsselbein.

Empfohlener Farbstrahl von Elohim und Schöpfungsstrahlen:
Blau und Gelb

Blasen-Meridian

Themen: Kraft, Energie

Im Blasen-Meridian machen sich seelische und körperliche Spannungszustände bemerkbar. Da er über den gesamten Rücken verläuft hat er auch einen Bezug zu Verspannungen im Rücken.

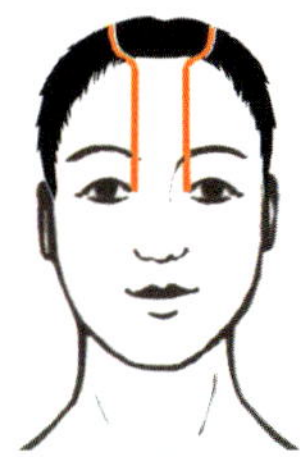

Lage: Der Blasen-Meridian ist der längste Meridian des Körpers. Er beginnt jeweils im rechten und linken Augenwinkel und führt dann über den Scheitel und Hinterkopf zur Rückseite des Körpers. Dort läuft er in zwei parallelen Ästen am Rückgrat entlang zum Gesäß und zur Beinrückseite. Im Bereich der Kniekehle verbinden sich die beiden Äste wieder zu einem. Von der Kniekehle aus läuft der Meridian über die Wade bis zur Ferse und dann zur Fußaußenseite. Er endet in der Nähe der äußeren Nagelfalz des kleinen Zehs.

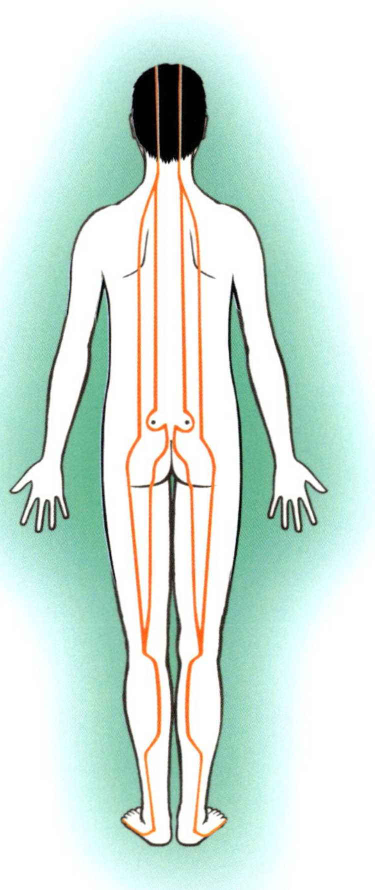

Empfohlener Farbstrahl von Elohim und Schöpfungsstrahlen: Türkis und Gelb

Funktionskreis Magen-Milz-Pankreas

Dieser Funktionskreis hat eine ausgleichende Rolle zwischen allen Funktionskreisen.

Themen: innere Harmonie, Integration und Verdauung von Fremdeinflüssen: Nahrung, Energie, Situationen, Sinneseindrücke, Gedanken, Gefühle, Stimmungen, Begreifen, Erkennen, Analysieren, Sinnfindung

Milz-Pankreas-Meridian

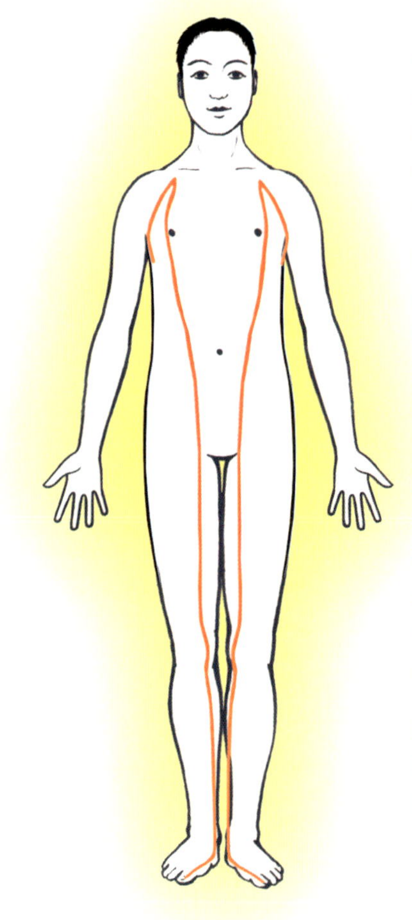

Dieser Meridian ist die Instanz der Assimilation und der Integration. Er reguliert den Flüssigkeitshaushalt, die Umwandlung und den Transport. Die Milz hat eine wichtige Abwehrfunktion.

Lage: Der Milz-Pankreas-Meridian entspringt an der äußeren Nagelfalz des großen Zehs, zieht sich dann entlang der Innenseite des Fußes zur Innenseite des Unter- und Oberschenkels. Über Leiste, Bauch und Brust läuft er zur Außenseite der Brust. Im 2. Rippenzwischenraum biegt er im spitzen Winkel nach unten und endet im 6. Zwischenrippenbereich unterhalb der Achseln.

Empfohlener Farbstrahl von Elohim und Schöpfungsstrahlen: Gelb und Rot

Magen-Meridian

Die Aufgabe des Magens ist die Verdauung. Daher beeinflusst der Magen-Meridian auch die Verdauung und Verarbeitung von Erlebnissen.

Weitere Themen: Freude, Zuversicht, Kraft, energiereiches Handeln, Verdauen sowohl von Nahrung als auch von Situationen

Lage: Die Meridianlinie beginnt unter der Mitte des Auges und verläuft in einem u-förmigen Bogen zur Schläfe. Von der Wange führt er über den Hals zum Brustkorb, zieht sich von dort zum Bauch, weiter an der Vorderseite des Oberschenkels zur äußeren Seite des Knies. Vom Knie aus führt der Magen-Meridian über den Unterschenkel zum Fußrücken und endet am äußeren Nagelwinkel des zweiten Zehs.

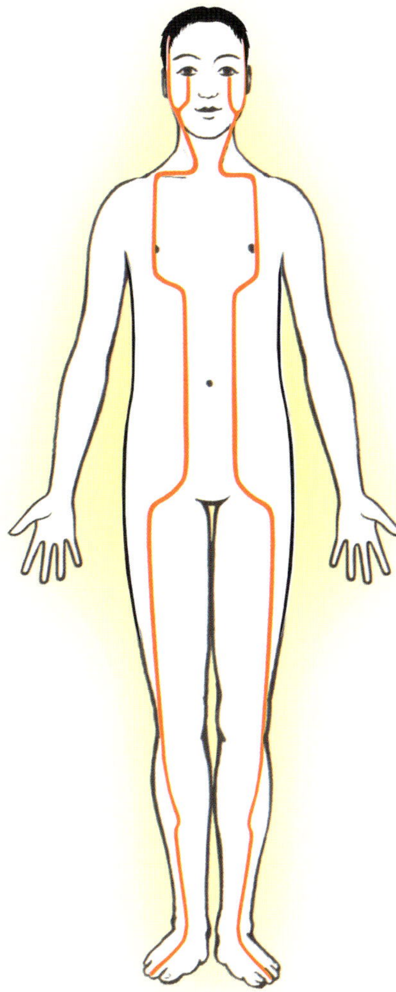

Empfohlener Farbstrahl von Elohim und Schöpfungsstrahlen: Weiß und Gelb

Leber-Galle-Funktionskreis

Dieser Funktionskreis verkörpert Aktivität und dynamische Entfaltungsmöglichkeiten. Die eigenen Wünsche und Fähigkeiten können mit Enthusiasmus verwirklicht werden.

Themen: Anspannung-Entspannung, Aktivität-Ruhe, Initiative-Lustlosigkeit, Anpassungsfähigkeit, Elastizität, äußeres und inneres Sehen

Symptome bei Störungen: mangelnde Entschlussfreudigkeit, Störungen im Bewegungsapparat, verminderte Leistungsbereitschaft oder unkontrollierte Hektik, Gefühlsausbrüche, Wut, Unruhe

Leber-Meridian

Die Leber versorgt den gesamten Körper und vor allem den aktiven Bewegungsapparat (Muskeln, Sehnen, Bänder, Gelenke) mit Blut und Lebensenergie. Außerdem hat sie eine zentrale Bedeutung im Verdauungsapparat. Der Meridian ist zuständig für Antrieb und Dynamik. Er unterstützt, Pläne zu machen und die Augen zu öffnen. Er hat eine Verbindung zum gesamten Nervensystem, zu den Augen und zu den Nägeln.

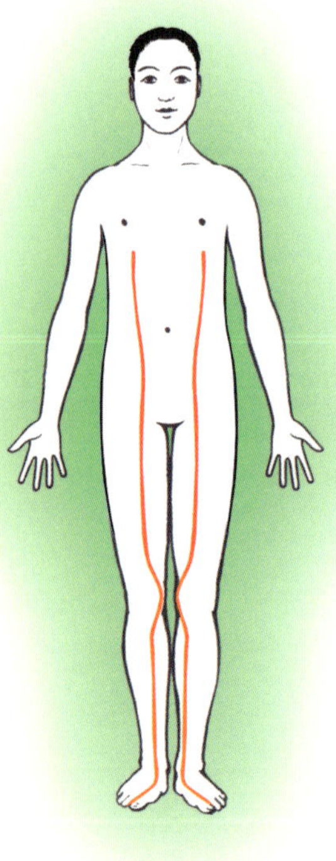

Weitere Themen: Visionen realisieren, Fähigkeiten entfalten

Lage: Der Leber-Meridian beginnt am Nagel auf der Innenseite des großen Zehs. Von dort führt er über die Innenseiten von Unter- und Oberschenkel nach oben und endet im Bereich der 6. Rippe (unterhalb der Brustwarze).

Empfohlener Farbstrahl von Elohim und Schöpfungsstrahlen: Grün

Gallen-Meridian

Diesem Meridian wird die Fähigkeit zugeordnet, Entscheidungen zu treffen.

Weitere Themen: Orientierung, Initiative, Entschlussfähigkeit

Lage: Der Gallenblasen-Meridian beginnt am äußeren Augenwinkel und verläuft im Zickzack über die Schläfen, über die Hinterhauptgegend, am Schultergelenk vorbei zur Vorderseite des Körpers bis zum Rippenbogen. Von dort verläuft er in einer Zickzacklinie über den Beckenkamm, der Außenseite des Beins bis zur äußeren Spitze der vierten Zehe. Der Gallenblasen-Meridian durchzieht fast den gesamten Körper.

Empfohlener Farbstrahl von Elohim und Schöpfungsstrahlen: Blau und Magenta

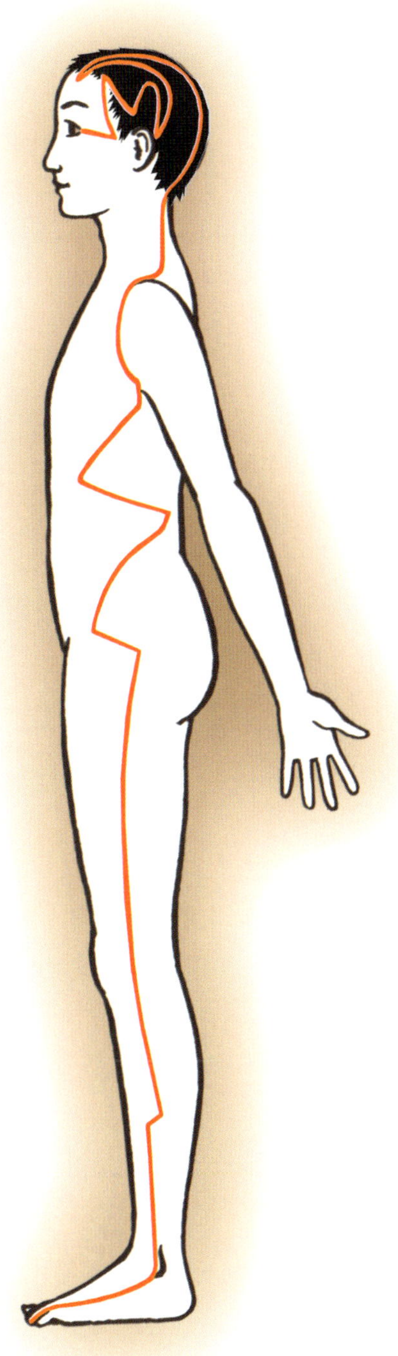

Funktionskreis Lunge-Dickdarm

Dieser Funktionskreis hat die Aufgabe, die rhythmische Ordnung herzustellen. Der Rhythmus wird an alle anderen Funktionskreise weitergegeben.

Themen: Rhythmus, Kommunikation im Körper und mit der Umgebung, Wahrnehmen

Symptome bei Störungen: Traurigkeit, melancholische Grundstimmung, Trennungsschmerz

Lungen-Meridian

Da die Lunge für die Aufnahme der Lebensenergie zuständig ist und damit den gesamten Körper versorgt, ist das zentrale Thema des Lungen-Meridians die Lebensenergie. Er kontrolliert die Energiebahnen, die Blutgefäße, die Wasserwege, Haut und Haare.

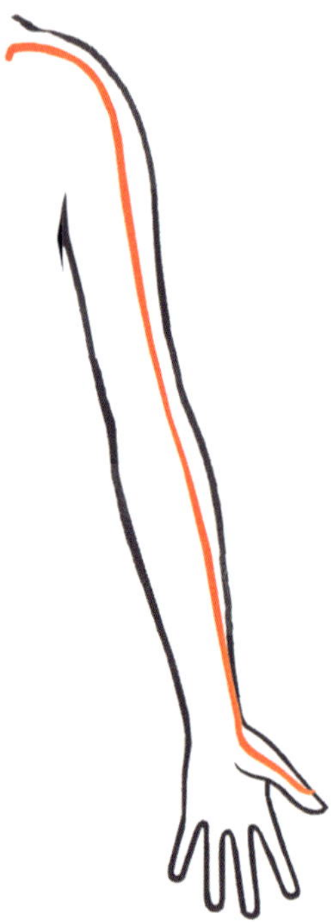

Weitere Themen: Inspiration, Intuition, Kreativität, Atemrhythmus: Einatmen entspricht Hereinlassen und Annehmen, Ausatmen entspricht Herausgeben und Loslassen.

Lage: Der Lungen-Meridian beginnt an der Schulter unterhalb des Schlüsselbeins an der seitlichen Brustwand. Von dort verläuft er über die Innenseite des Ober- und Unterarms zum Handgelenk und endet außen an der Wurzel des Daumennagels.

Empfohlener Farbstrahl von Elohim und Schöpfungsstrahlen: Weiß und Kristallin

Dickdarm-Meridian

Die Aufgabe des Dickdarms ist Umwandeln und Ausscheiden. Dies gilt nicht nur für Nahrungsreste, sondern auch für seelische Prozesse. Es geht um Loslassen und Entwicklung. Chinesische Schriften schreiben dem Dickdarm eine wichtige Rolle bei der Entwicklung und Veränderung des Menschen zu.

Weitere Themen: Abwehr von Schädlichem, daher gehört zu diesem Funktionskreis auch die Haut, Störungen der Haut und Hautprobleme aller Art.

Lage: Der Dickdarm-Meridian läuft von der daumennahen Spitze des Zeigefingers über die Außenseite des Unterarms seitlich zur Ellbogenfalte. An der Außenseite des Oberarms verläuft er zur Schulter, über den Hals bis zum Gesicht, über die Oberlippe zu seinem Endpunkt neben der Nase.

Empfohlener Farbstrahl von Elohim und Schöpfungsstrahlen: Magenta und Silber

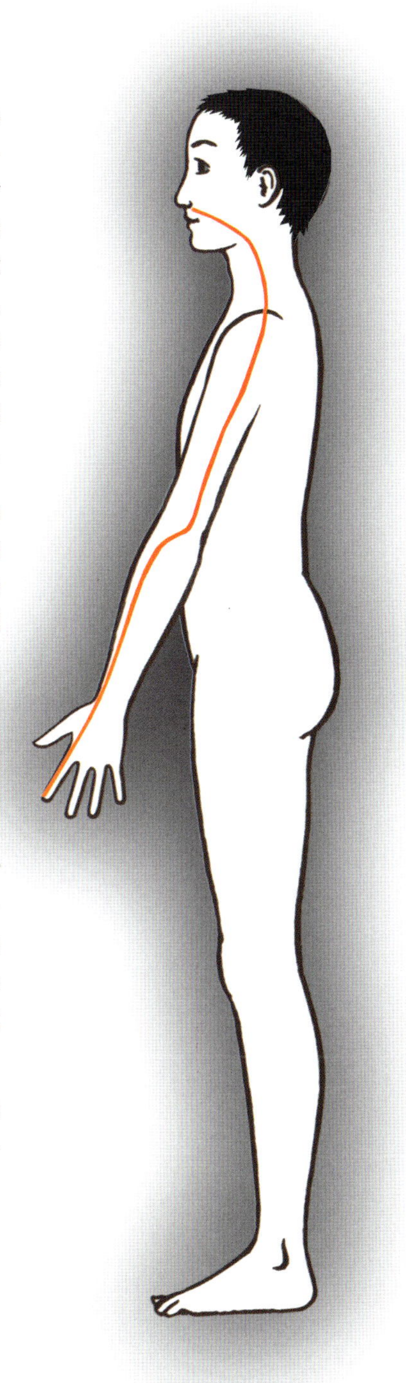

Herz-Dünndarm-Funktionskreis

Dieser Funktionskreis ist der Inbegriff des aktiven, vitalen Geschehens.

Themen: Kraftvoll, antreibend, Begeisterung, aktives Geschehen, sprühende Lebenskraft, Freude am Leben, Kommunikation, Belebung, Heiterkeit, Fröhlichkeit, Lachen, Ausstrahlung, Identität, Verbundenheit und Einssein mit dem Urgrund allen Seins, Glückseligkeit

Symptome bei Störungen: Depression als Ausdruck mangelnder Freude, Fehlen von Wärme und Offenheit, rastlose und hektische Aktivität, Launenhaftigkeit, Überschwang der Gefühle, Hysterie, krankhafte Schreckhaftigkeit, Schlafstörungen

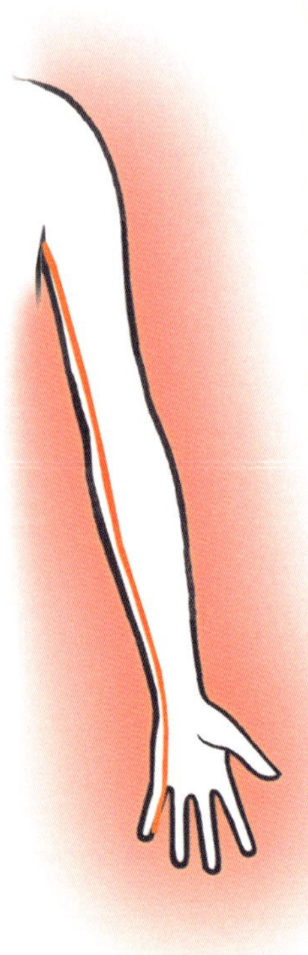

Herz-Meridian

Der Herz-Meridian reguliert den Kreislauf und ist zuständig für die Koordinierung der nach außen gerichteten Kräfte des Menschen. Er verleiht innere Festigkeit und emotionales Gleichgewicht. Der Herz-Meridian koordiniert die Harmonie mit dem Lungen-Meridian. Ihm werden auch die Mitte des Menschen, sein Wesen und die Vollkommenheit zugeordnet.

Lage: Der Herz-Meridian verläuft auf den Innenseiten beider Arme. Der Anfangspunkt liegt in der Achselhöhle. Von dort führt er über den inneren Oberarm, den inneren Unterarm bis zum inneren Nagelwinkel des kleinen Fingers.

Empfohlener Farbstrahl von Elohim und Schöpfungsstrahlen: Rot und Rosa

Dünndarm-Meridian

Der Dünndarm ist zuständig für die Aufnahme und Verdauung. Er trennt Brauchbares von Unbrauchbarem. So trennt der Dünndarm-Meridian in den Gefühlen, Ideen und Gedanken Brauchbares von Entbehrlichem.

Lage: Der Dünndarm-Meridian verläuft auf der Außenseite des Arms. Er beginnt in der äußeren Spitze des kleinen Fingers und führt über die Außenseite des Handrückens zum Handgelenk. Von dort aus zieht er sich an der hinteren Seite des Unter- und Oberarms entlang, führt in einer Zickzacklinie über das Schulterblatt, läuft dann über den Hals und endet vor dem Ohr.

Empfohlener Farbstrahl von Elohim und Schöpfungsstrahlen: Violett und Magenta

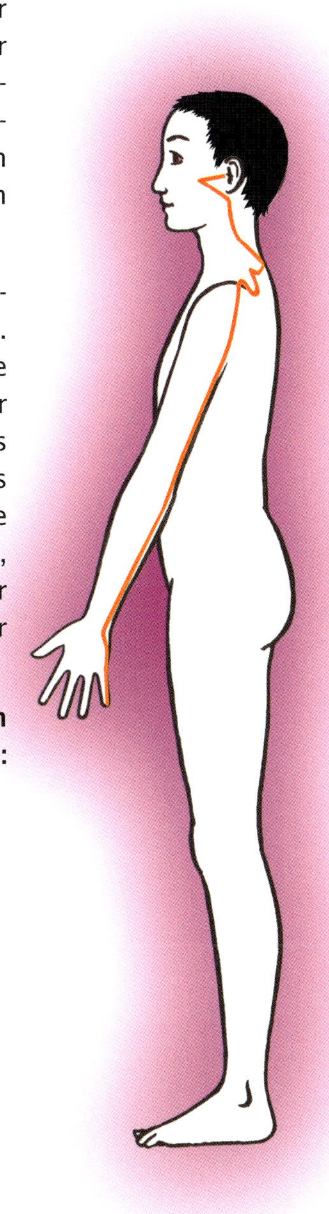

Funktionskreis Kreislauf-Sexus

Der Funktionskreis Kreislauf-Sexus reguliert Lust und Freude.

Kreislauf-Sexus-Meridian

Themen: Freude, Heiterkeit, Fröhlichkeit, Lachen, Vergnügen

Lage: Der Kreislauf-Sexus-Meridian – auch Perikard- oder Herzbeutel-Meridian genannt – beginnt seitlich der Brustwarze, führt an der Innenseite des Oberarmes über das Handgelenk, die Handinnenfläche bis zur Spitze des Mittelfingers.

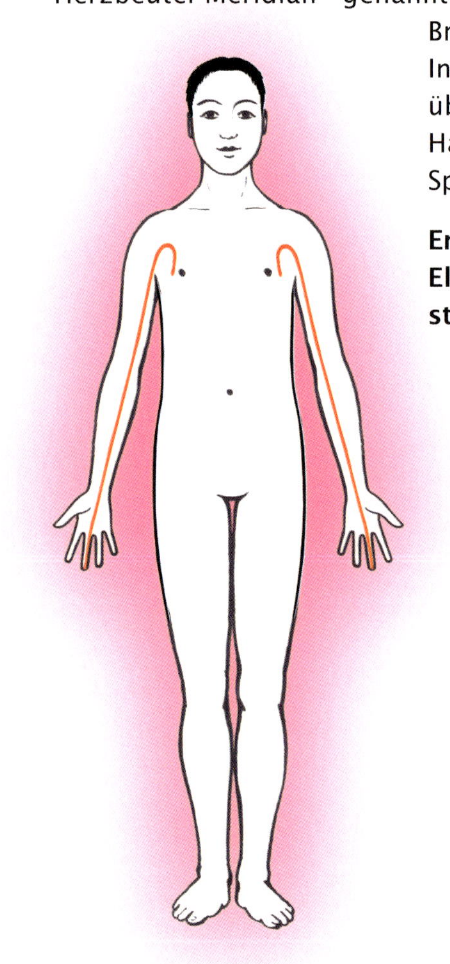

Empfohlener Farbstrahl von Elohim und Schöpfungsstrahlen: Rosa und Gelb

Dreifacher-Erwärmer-Meridian

In den chinesischen Schriften heißt es, dass der Dreifach-Erwärmer alle Organe beeinflusst. Daher sollte er in einem ausgeglichenen, klaren Zustand sein. Der Dreifach-Erwärmer ist in drei Abschnitte eingeteilt. Der obere Erwärmer beeinflusst die Atmung, der mittlere die Verdauung und der untere Erwärmer kontrolliert die Ausscheidung. Er sammelt und reguliert die Körperenergie, die aus der Sauerstoffverbrennung, der Umwandlung der Nahrung in Kalorien und dem "sexuellen Feuer" produziert wird. Er unterstützt das Lymphsystem, hat eine Verbindung zum Hormonsystem und kontrolliert die Körpertemperatur.

Außerdem wirkt er regulierend auf die Funktion des autonomen Nervensystems. Die chinesischen Schriften bezeichnen ihn als Straße des Ursprungs-Qi.

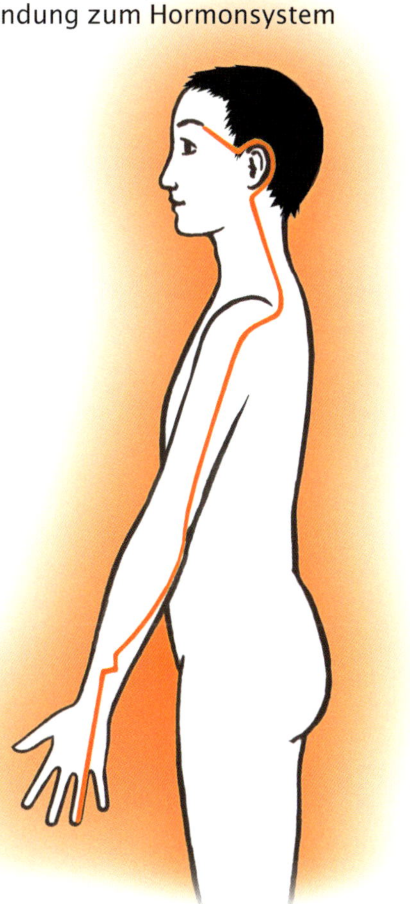

Lage: Der Dreifache Erwärmer verläuft vom äußeren Nagelfalzwinkel des Ringfingers (zur Seite des kleinen Fingers) über Handrücken und Handgelenk den Unterarm hinauf, dann über die hintere Seite des Oberarms zur Schulter. Er umrundet das Ohr und endet am äußeren Ende der Augenbrauen.

Empfohlener Farbstrahl von Elohim und Schöpfungsstrahlen: Magenta und Gold

Lenker- oder Gouverneurgefäß

Das Lenkergefäß kontrolliert die sechs Yang-Meridiane und beeinflusst die psychische Energie. Ist es geschwächt, kommt es zu Rückenschmerzen, Kopfschmerzen und Migräne. Aber auch Unfruchtbarkeit, Hämorrhoiden und Ohnmachtsanfälle können daraus resultieren. Unterstützt wird der Meridian durch Ruhe, Meditation und mehr Zeit für sich selbst.

Lage: Das Lenkergefäß beginnt am Damm. Es verläuft über die Spitze des Steißbeines die Wirbelsäule entlang hinauf zum Kopf. Über den Schädel führt der Meridian zu Stirn und Nase. Er endet an der Oberlippe.

Empfohlener Farbstrahl von Elohim und Schöpfungsstrahlen: Blau, Grün oder Gold

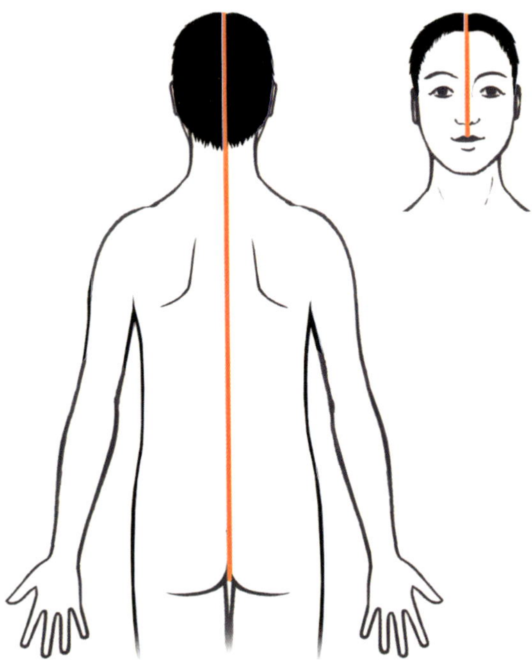

Diener- oder Konzeptionsgefäß

Dieses Gefäß kontrolliert die sechs Yin-Meridiane.

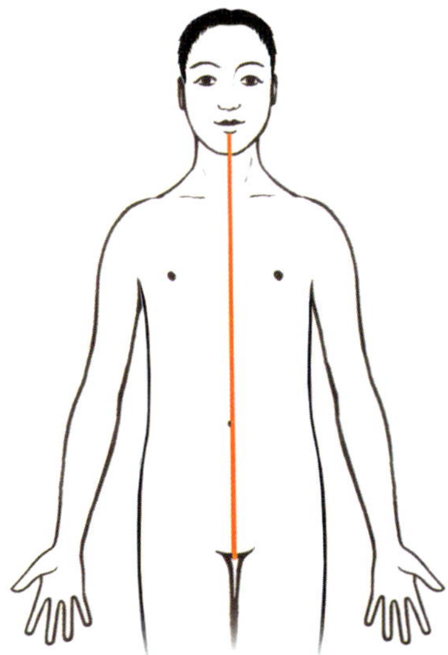

Lage: Der Haupt-Yin-Meridian (Dienergefäß oder Renmai) tritt am Damm zwischen Anus und äußeren Genitalien an die Oberfläche. Von dort läuft er über die Schamgegend zur Mitte des Bauches und über die Brust zum Unterkiefer. Er endet unterhalb der Unterlippe.

Empfohlener Farbstrahl von Elohim und Schöpfungsstrahlen: Blau, Grün oder Silber

Funktionskreis	zugeordnetes Element	zugeordnetes Sinnesorgan
Niere-Blase	Wasser	Ohr
Magen-Milz-Pankreas	Erde	Mund und Lippen
Leber-Galle	Holz	Auge
Lunge-Dickdarm	Metall	Nase
Herz-Dünndarm	Feuer	Zunge
Kreislauf-Sexus	Feuer	

Akupunkturpunkte

Nach der chinesischen Akupunkturlehre steht jedes Organ im Körper mit einer Reihe von Akupunkturpunkten in Verbindung. Sie werden auch die „Tore der Energie" genannt, über die man die Lebensenergie beeinflussen kann. Durch den passenden Impuls kann über den Akupunkturpunkt der Meridian, der Körperbereich und das Organ harmonisiert werden. Sowohl die Körperkristalle als auch die Kristallherzen und -tropfen können auf die Akupunkturpunkte aufgelegt werden. Auch die Essenz gibt einen harmonisierenden Impuls und kann als Spray oder verdünnt in Massageöl aufgetragen werden.

Finden der Punkte:

Die Punkte können anhand der Beschreibung und der Abbildung gefunden werden. Sie haben die Größe einer Fingerkuppe. Die Akupunkturpunkte reagieren druck- und schmerzempfindlicher als die Umgebung und können daher mit einem Taststift genau lokalisiert werden. Die Kristalle und Essenzen der Schöpfungsstrahlen und der Elohim besitzen einen größeren Wirkradius. Sie wirken daher auch, wenn man den Akupunkturpunkt oder Meridian nicht genau trifft.

Handmassage

Auch in der Handmassage haben Kristalle und Essenzen eine wohltuende, harmonisierende und gleichzeitig entspannende Wirkung auf den ganzen Körper.

Akupunkturpunkte der Hand

Diese Punkte harmonisieren

1 - Lendenwirbelsäule
2 - Lendenwirbelsäule
3 - Handgelenk
4 - Nase
5 - Kopf
6 - Auge
7 - Schultern
8 - Halswirbelsäule
9 - Zähne, Mandeln, Kehlkopf, Trigeminus
10 - Gesäß, Ischias, Hüftgelenk
11 - Wirbelsäule
12 - Anus
13 - Scheitel
14 - Stirn, Bauchraum

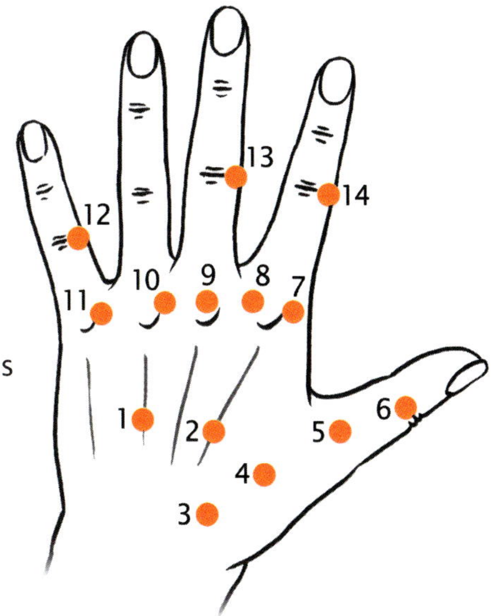

Dickdarmpunkt

Grün zur Entspannung, zum Beispiel bei Durchfall. Rot zur Aktivierung, zum Beispiel bei Verstopfung. Gelb wirkt stimmungsaufhellend. Türkis löst seelische Verkrampfungen, die zu Magenproblemen führen können.

Bei Darmproblemen kann dieser Punkt zuerst an der linken dann an der rechten Hand mit Gelb bearbeitet werden.

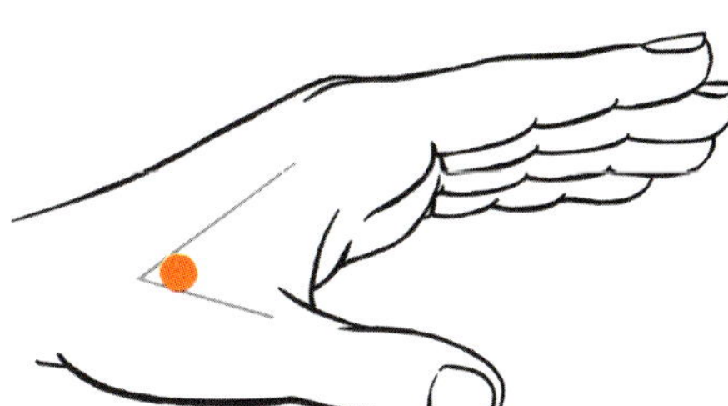

Reflexzonen der Füße

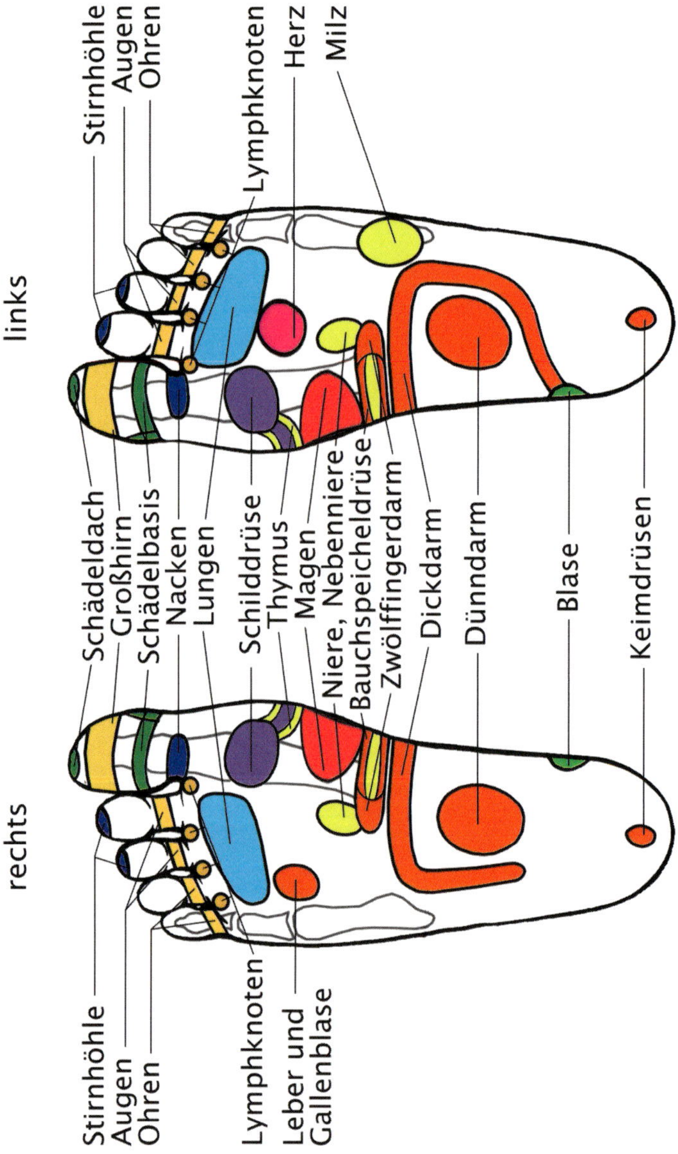

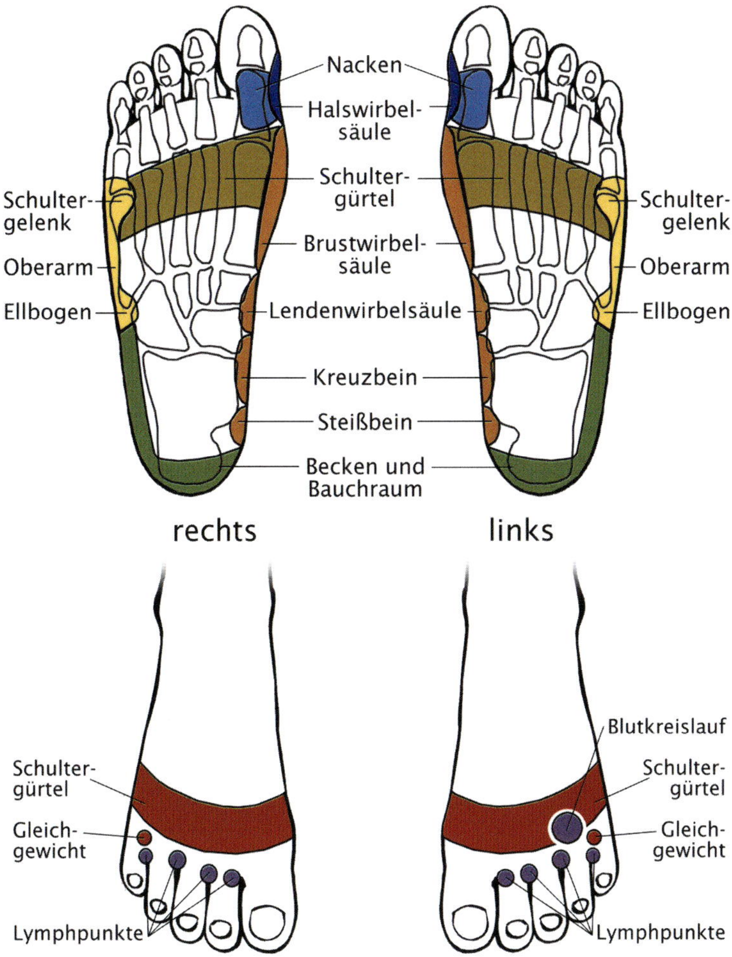

Wie bereits beschrieben, können die Fußreflexzonen sowohl mit der spitzen Rückseite des Kristalls als auch mit der Herz- bzw. Tropfenspitze massiert werden (siehe Abbildung Seite 15). Ebenso können die Elohim-Öle in verdünnter Form und die Sprays der Schöpfungsstrahlen eingesetzt werden.

Die Fußstreichung stellt eine weitere Form der Fußmassage dar, die eine wohltuende und entspannende Wirkung auf den gesamten Körper hat.

Fußstreichung

Empfohlene Farben: Grün oder Magenta für die Harmonisierung, Rot für Kraft und Erdung.

1. Fußsohle – zuerst linker, dann rechter Fuß

Streichen: Von der Spitze der großen Zehe an der Fußinnenseite langsam zur Ferse streichen, dann am Fersenrand entlang zur Fußaußenseite, an der Fußaußenseite bis zum kleinen Zeh, von dort unterhalb der Zehen zurück zur Spitze der großen Zehe. In 2-3 kleiner werdenden Kreisen die ganze Fußsohle bis zur Fußmitte ausstreichen. Von der Fußmitte aus die Kreise wieder größer werden lassen und zum Ausgangspunkt am großen Zeh zurückkehren.

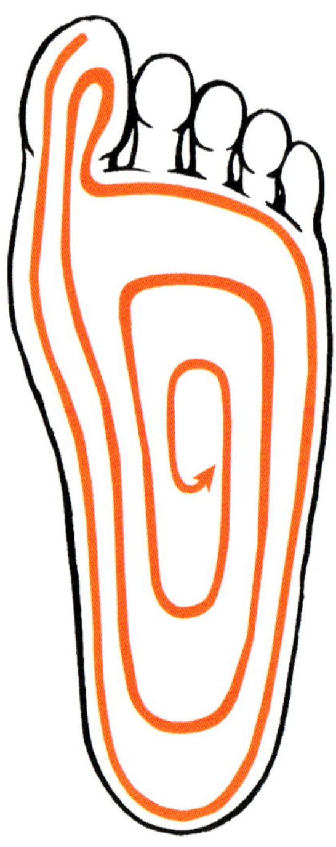

Die Streichung auf der Fußsohle 2-3 mal wiederholen.

***Wichtig:** immer in der gleichen Streichrichtung bleiben - vom großen Zeh in Richtung Ferse, dann Richtung kleiner Zeh und zum großen Zeh zurück.*

2. Fußrücken – zuerst linker, dann rechter Fuß

Streichen: Die Streichung beginn seitlich am großen Zeh. Von dort langsam an der Fußinnenseite entlang zum Fußgelenk (Höhe Fußknöchel), hinter dem Fußknöchel vorbei zur Fußoberseite, an der Falte entlang – die entsteht wenn man den Fuß anwinkelt – zum gegenüberliegenden Fußknöchel und dort auch wieder hinter dem Fußknöchel vorbei zur Fußaußenkante. An der Fußaußenkante entlang zum kleinen Zeh. Unterhalb der Zehen zurück zum Ausgangspunkt am großen Zeh. In 2-3 kleiner werdenden Kreisen den ganzen Fußrücken bis zur Fußmitte ausstreichen. In der Fußmitte die Kreise wieder größer werden lassen und zum Ausgangspunkt am großen Zeh zurückkehren. ***Auch hier:*** *In der gleichen Streichrichtung bleiben!*

Die Streichung auf dem Fußrücken 2-3 mal wiederholen.

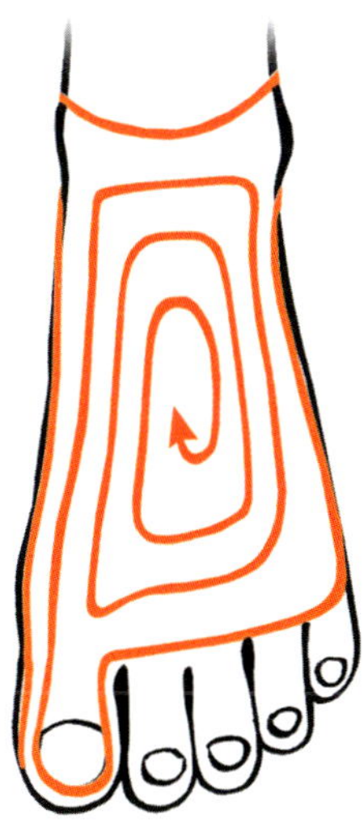

3. Zum Abschluss zuerst den rechten Fuß dann den linken Fuß zwischen beide Hände nehmen und um Integration, Harmonisierung und Stabilisierung bitten.

Ohrmassage

Im Ohr ist der ganze Körper abgebildet. Die Ohrakupunkturpunkte können gezielt mit Körperkristallen beklebt werden. Eine Ohrmassage direkt mit dem Kristall, über die Farblampe oder mit verdünntem Elohim-Öl oder Schöpfungsstrahlen-Spray harmonisiert ebenfalls den gesamten Körper, da der Impuls an die entsprechenden Körperstellen und zu den Organen geleitet wird.

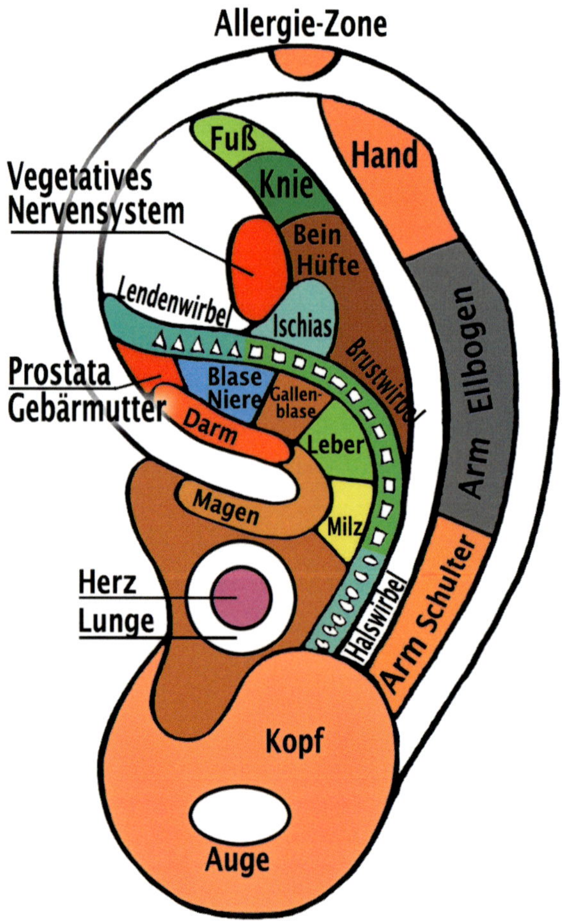

Heilzonen nach Fischer-Reska

Die Heilpraktikerin Hannelore Fischer-Reska entwickelte aus ihrer langjährigen Praxis das „Heilzonen-Konzept“. Jede dieser Heilzonen kann mit dem Kristall, der Essenz und den Körperkristallen harmonisiert werden. Die Darstellung der Heilzonen findet sich in:

Hannelore Fischer-Reska - Das Heilzonen Buch - Gräfe und Unzer Verlag

Allgemeiner Hinweis zu den folgenden Anwendungsbeispielen:

Wenn eine Harmonisierung aus einem Punkt auf der linken und einem auf der rechten Körperseite besteht und Sie diese mit dem Kristallherz oder -tropfen aktivieren wollen, ***beginnen Sie immer zuerst auf der linken Seite!***

In der Regel können Sie die Punkte mit allen Farben harmonisieren. Allerdings sollten Sie nur eine Farbe pro Behandlung nehmen. Wenn eine oder mehrere Farben angegeben sind, sind dies die Farben, die am intensivsten wirken. Wählen Sie aus diesen Farben immer nur eine Farbe pro Behandlung.

Der 7. Halswirbel, der im folgenden Text häufiger erwähnt wird, ist der Wirbel, der am weitesten vorsteht. Er wird auch "Prominenz" genannt.

6.2. Punkte zur Reinigung und Klärung

- **Weißes Herz mit flacher Seite**

  klärt. Besonders empfehlenswert auf Stellen mit Beschwerden.

- **Weißes Herz mit spitzer Seite**

  auf Stellen gelegt, gibt Energie und fördert die Weiterentwicklung zu einem harmonischen, stabilen Zustand. Ebenfalls empfehlenswert auf Stellen mit Beschwerden.

- **zur Entgiftung:**

  Weiß in die Kniekehle

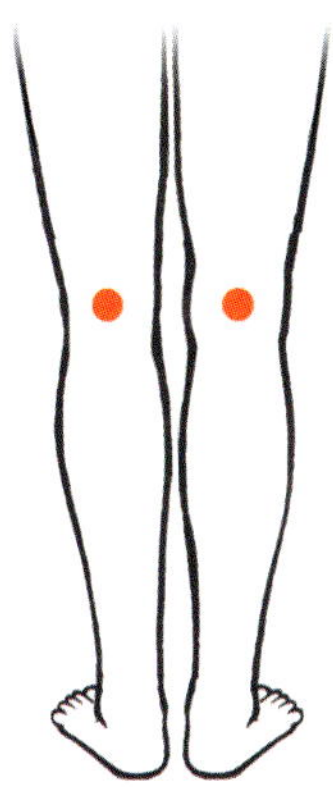

- **Lymphfluss anregen**

  Der Punkt in der Mulde oberhalb vom Brustbein regt den Lymphfluss im Kopf an.

  Empfohlene Farben: Blau, Türkis, Weiß, Gelb, Gold, Grün, Kristallin

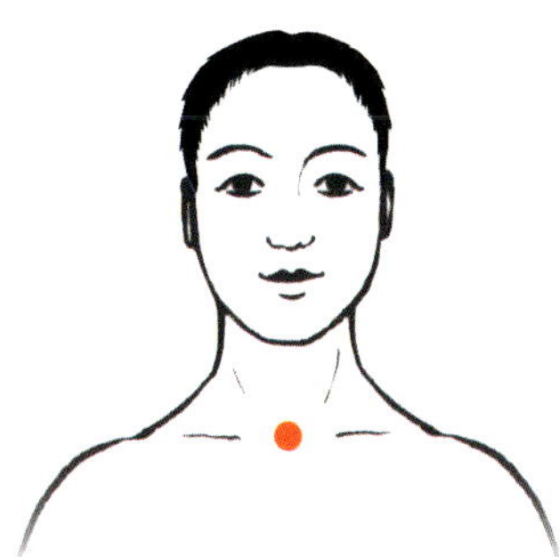

• Lymphpunkte an Hand und Unterarm

Die Lymphpunkte regen den Lymphfluss an, der unter anderem die "Müllabfuhr" des Körpers bildet. Neben den angegebenen Farben können Sie alle Punkte auf der linken und rechten Körperseite auch mit Weiß, Grün, Türkis oder Blau bearbeiten.

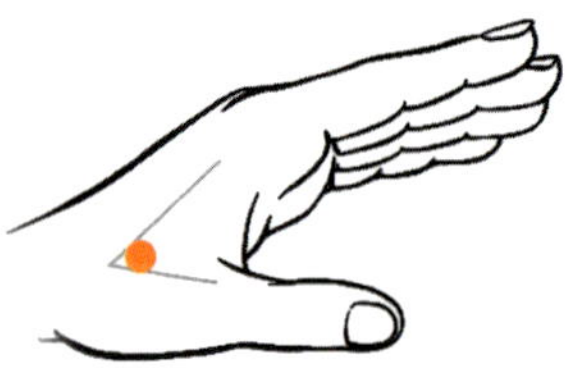

Punkt 1 liegt auf der **Handoberseite** in der Kuhle zwischen Daumen und Zeigefinger, dort wo der Daumenknochen in die Handwurzel geht. Dieser Punkt wird auch **Dickdarmpunkt** genannt. Sie finden den Punkt leicht, indem Sie bei ausgestreckten Fingern den Daumen bewegen.
Bei Darmproblemen kann er ebenfalls mit Gelb harmonisiert werden.

Empfohlene Farbe: Gelb

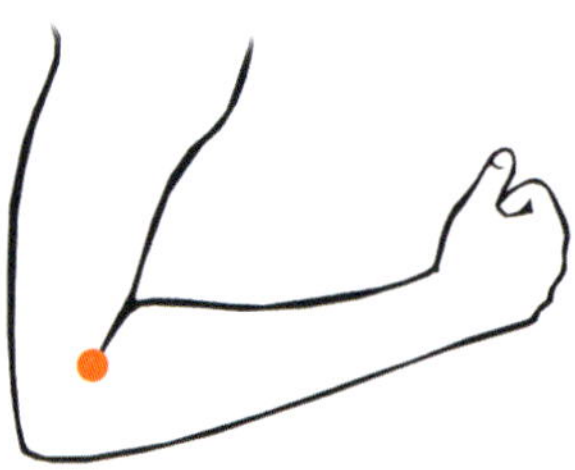

Punkt 2 finden Sie bei leicht angewinkeltem Arm am Ende der Ellbogenfalte. Auch hier zuerst links, dann rechts bearbeiten.

Empfohlene Farbe: Grün

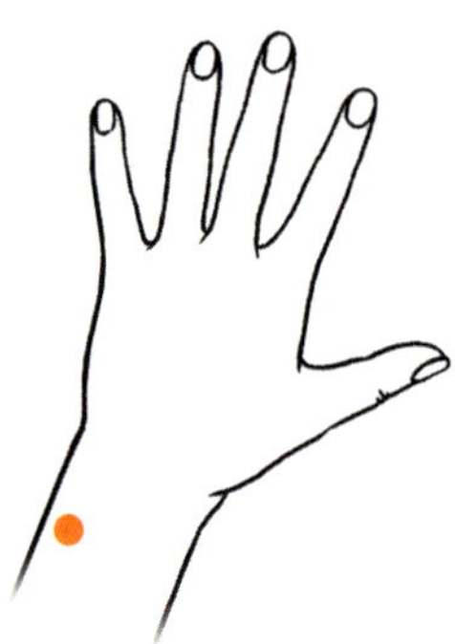

Punkt 3 liegt an der Oberseite des linken und rechten Unterarms in der Mitte zwischen Elle und Speiche. Gehen Sie 3 Querfinger vom Handgelenk in Richtung Ellbogen und dann etwas seitlich in Richtung kleinen Finger. Beim Abtasten ist dieser Punkt schmerzempfindlich.

Empfohlene Farbe: Türkis

- **Lymphpunkte im Brustbereich**

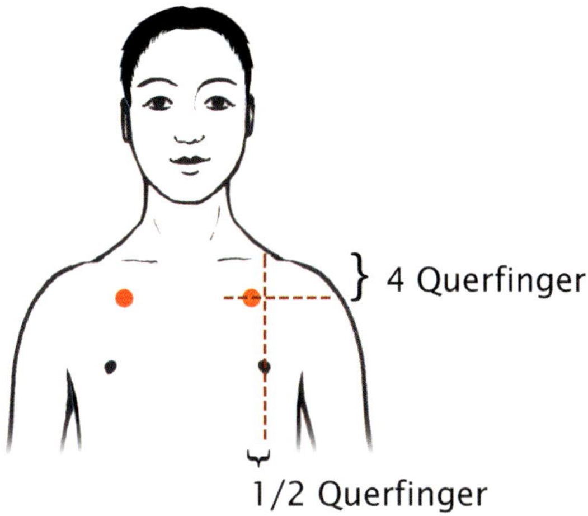

Diese Punkte sind wichtige Lymphreflexpunkte.

Lage: Ziehen Sie eine Linie von der Schultermitte senkrecht über die Brustwarzen nach unten. Gehen Sie auf dieser Linie vom Schlüsselbein aus 4 Querfinger nach unten. Dort liegt ca. 1/2 Querfinger von der vorher gezogenen Linie nach innen entfernt der Mittelpunkt des Lymphkreuzes. Er ist druckempfindlich. Markieren Sie den Punkt auf der rechten und linken Körperseite und harmonisieren Sie ihn.

Empfohlene Farben: Weiß, Grün oder Türkis

- **Lymphpunkte am Kopf**

  Die folgenden Punkte harmonisieren den Lymphfluss und unterstützen die Entgiftung. Sie harmonsieren auch die Gefühle.

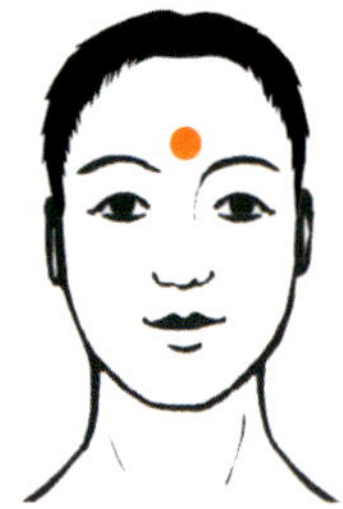

Punkt 1 liegt über der Mitte der Nasenwurzel, ein Querfinger breit über den Augenbrauen - zur Harmonisierung.

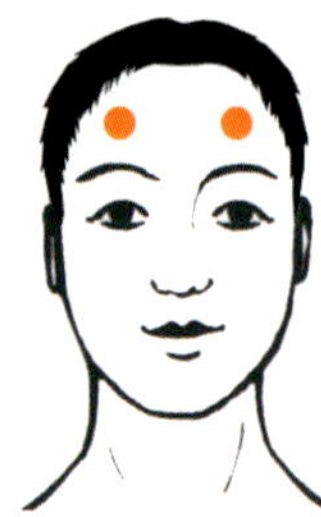

Punkt 2 liegt in gerader Linie oberhalb der Pupillen, in der Mitte der Stirn - dieser Punkt ist der Steuerungspunkt des Hypothalamus.

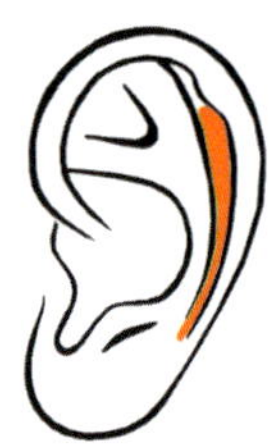

Punkt 3: Die Rinne im Ohr,
ganze Ohrrinne zuerst am linken dann am rechten Ohr ausstreichen - regt den Lymphfluss an.

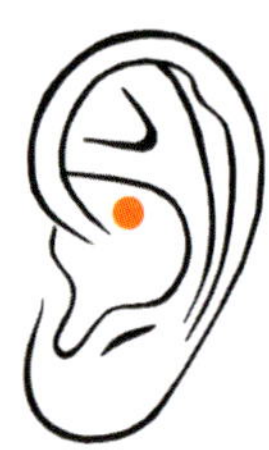

Punkt 4: Die Nierenpunkte im linken und rechten Ohr regen die Entgiftung an.

Empfohlene Farben: Türkis, Weiß, Gelb, Blau oder Violett

6.3 Punkte zur Harmonisierung

- **Gehirnharmonisierung**

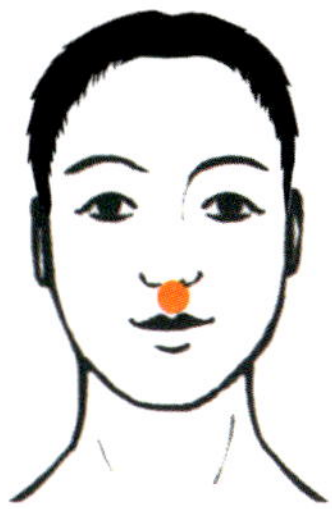

Der Punkt unterhalb der Nase harmonisiert das Gehirn, stärkt die Konzentration und macht wach. Der Punkt ist in der Akupressur ein wichtiger Notfallpunkt, der bei Schock, Ohnmacht, Kreislaufschwäche und Lendenwirbelschmerzen aktiviert wird. Er beruhigt das Nervensystem, macht die Sinnesöffnungen frei und kann bei verstopfter Nase mit Rot oder Weiß aktiviert werden.
Lage: unterhalb der Nase, im oberen Drittel der Falte.

Empfohlene Farbe: Gelb

- **Zone der Partnerschaft**

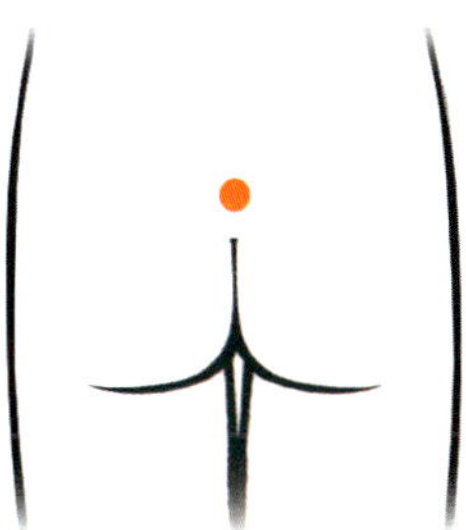

Die Zone am Steißbein, oberhalb der Pofalte entspannt Rücken, Beine und Stirn. Sie unterstützt auch die Partnerschaft mit sich selbst und mit anderen Menschen.

Empfohlene Farben: Rosa, Grün, Türkis, Gold, Silber oder Kristallin

- **Ausgleich von emotionalen Belastungen**

Punkt 1 liegt in der Mitte der Stirn am Haaransatz.

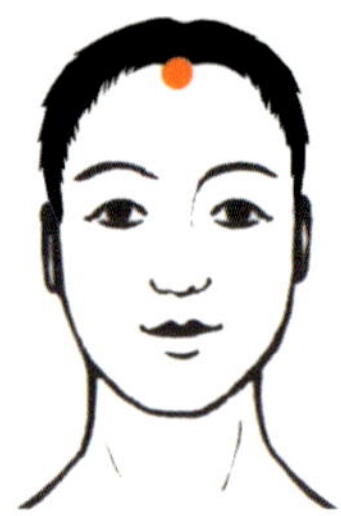

Punkt 2 liegt in gerader Linie oberhalb der Pupillen, in der Mitte der Stirn auf der linken und rechten Seite der Stirn. Er harmonisiert auch die Steuerung und den Hypothalamus.

Empfohlene Farben: Weiß, Grün, Blau, Magenta oder Kristallin

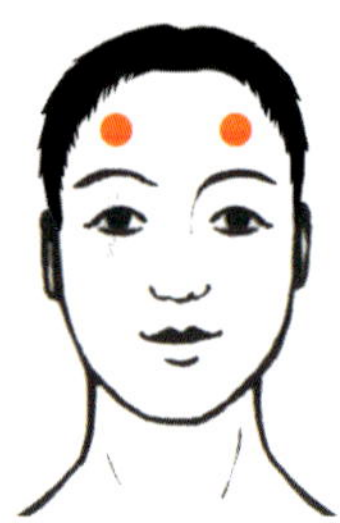

- **Harmonisierung Männlich-Weiblich**,
  Diese Punkte lösen auch innere Spannungen.

Punkt 1 liegt auf der Nasenwurzel, in der Mitte zwischen den Augen.

Empfohlene Farbe: Kristallin

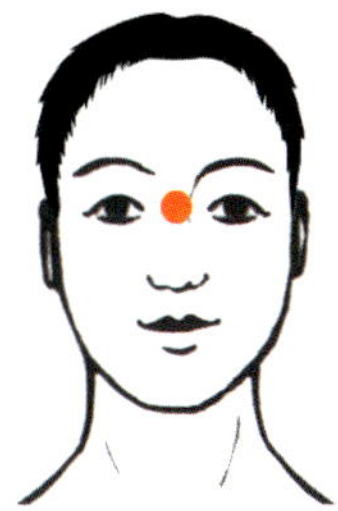

Punkt 2 liegt über dem linken Auge in der Mitte der Stirn, auf der Linie zwischen Pupillenmitte und Haaransatz. Diese Zone ist verbunden mit dem weiblichen Aspekt.

Empfohlene Farbe: Silber

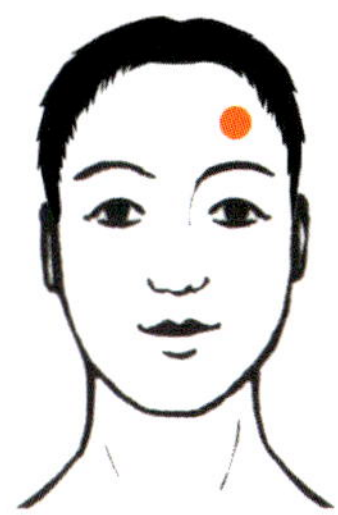

Punkt 3 entspricht Punkt 2, liegt jedoch über dem rechten Auge. Dieser Punkt ist verbunden mit dem männlichen Aspekt.

Empfohlene Farbe: Gold

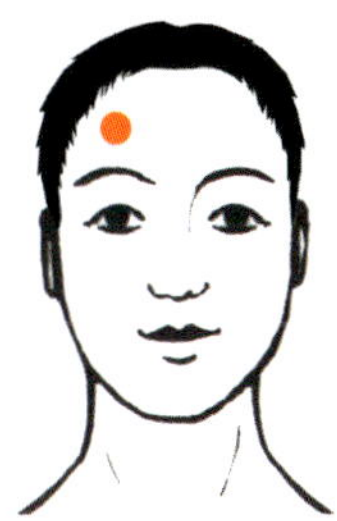

6.4 Punkte für die Lebensenergie

- **Lebensenergie anregen**

  Gestaute und gehemmte Lebensenergie wird ins Fließen gebracht, wenn man **Rot** auf die “Maus” aufträgt, die entsteht, wenn man den Daumen eng an den Zeigefinger legt. Auch **Gelb, Gold** und **Türkis** wirken unterstützend.

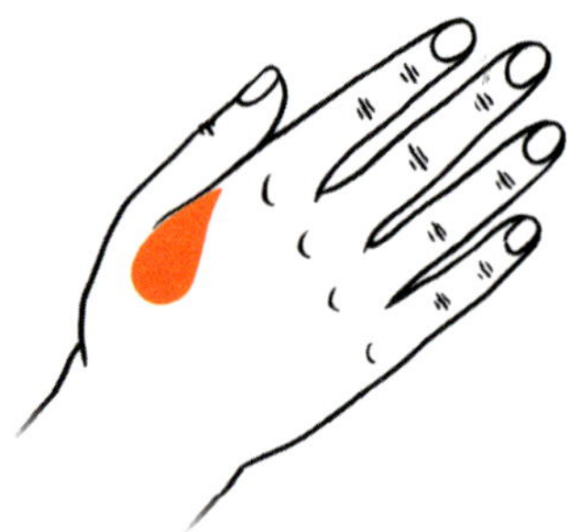

- **Entspannung und Kraft**

  Diese Zone wird auch als Handchakra bezeichnet. Sie entspannt und aktiviert gleichzeitig den Energiefluss im Körper.

  Lage: in der Mitte der linken und rechten Handinnenfläche.

  Empfohlene Farben: Rot, Grün, Magenta oder Gold

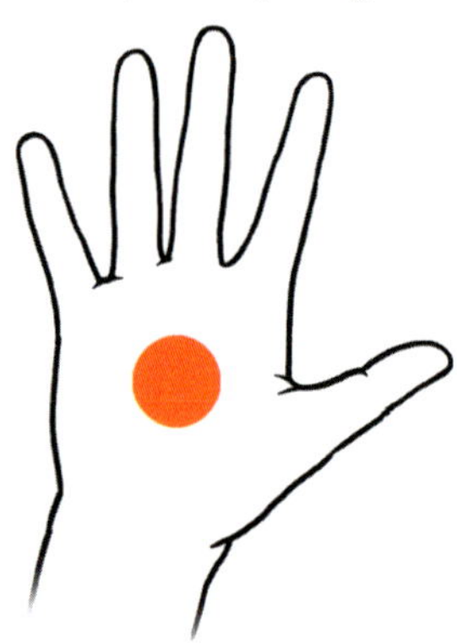

- **Kraft und Vitalität**

Punkt 1 liegt an der Handkante, bei leicht geschlossener Faust am Ende der unteren Hautfalte. Er entkrampft auch den Bewegungsapparat und kann daher bei Schulter-Arm-Nacken-Schmerzen, steifem Hals, Nervosität, Rückenschmerzen und Handschmerzen entspannen.

Empfohlene Farben: Rot, Grün oder Kristallin

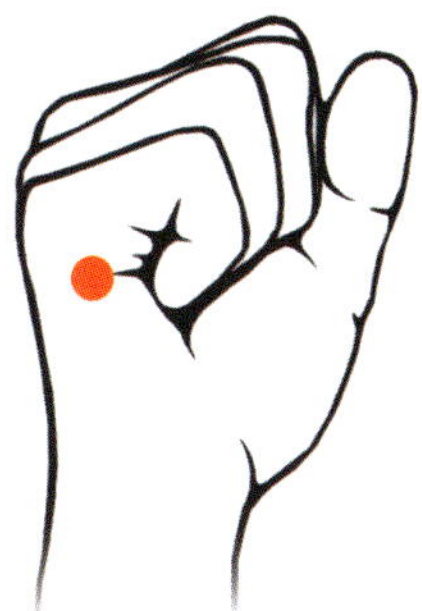

Punkt 2 liegt in der Vertiefung am unteren Ende des linken und rechten Außenknöchels. Er entspannt den Rücken, hilft bei Kopfschmerzen am Hinterkopf und unterstützt die Leber.

Empfohlene Farben: Gold, Rot oder Türkis

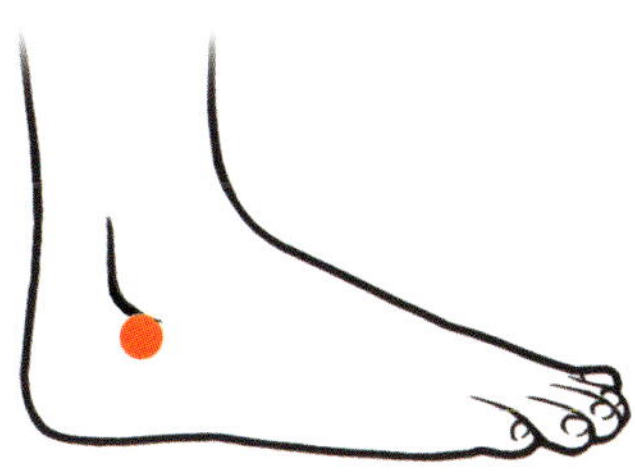

- **Fit für den Tag**

Dieser Punkt belebt und regt an, wann immer Sie das brauchen. Er macht den Kopf klarer und steigert die Lernfreude und die Auffassungsgabe.

Lage: über der Mitte der Nasenwurzel, ein Querfinger breit über den Augenbrauen.

Empfohlene Farbe: Gelb

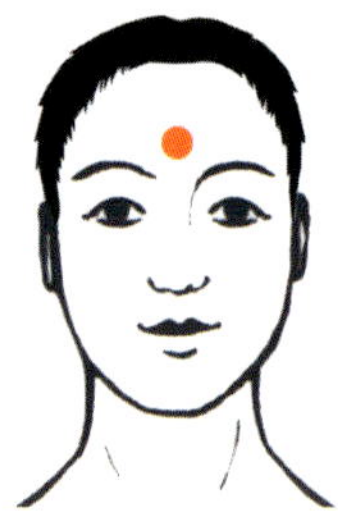

- **Freude**

Diese Zone belebt und regt an.

Lage: linkes und rechtes Handgelenk auf der Armunterseite.

Empfohlene Farben: Gelb, Türkis oder Rot

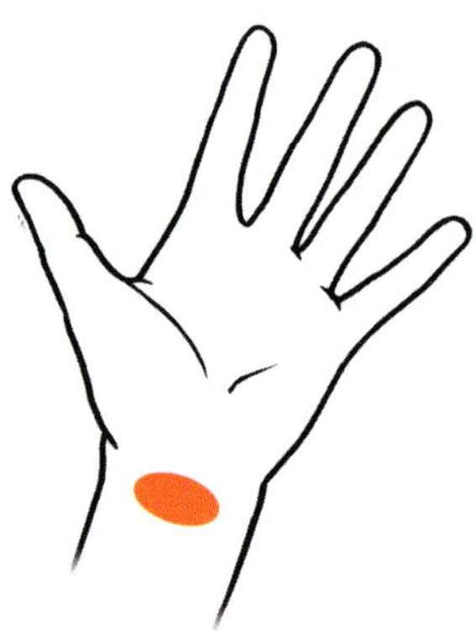

- **Stärkung der Lebenskraft**

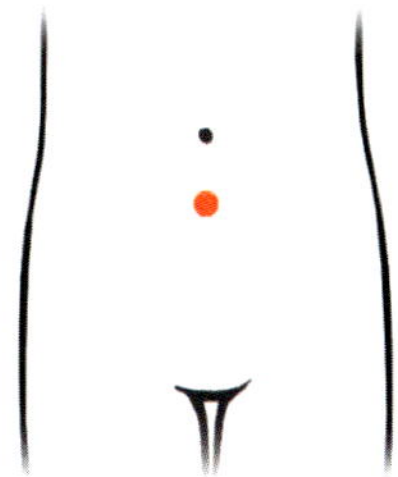

Dieser Punkt steigert die Vitalität. Er entspannt darüber hinaus bei Krämpfen im Unterbauch und bei Blasen- und Regelbeschwerden.

Lage: 3 Querfinger unter dem Nabel auf der Mittellinie des Unterbauchs.

Empfohlene Farben: Rot zur Anregung, Grün zur Harmonisierung

- **Stärkung des Immunsystems - 1**

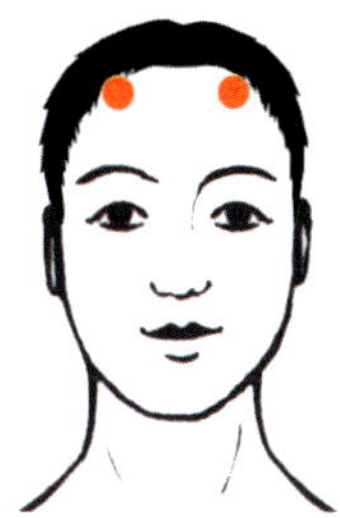

Punkt 1: Das Punktpaar liegt auf der Stirn, auf der Linie des Haaransatzes. Ziehen Sie am Haaransatz in der Stirnmitte eine waagerechte Linie nach links und rechts. Vom Zentrum des geradeaus blickenden Auges ziehen Sie eine Linie nach oben. Dort wo die beiden Linien sich kreuzen, liegt der Punkt auf der linken und auf der rechten Seite. Aktivieren Sie zuerst auf der linken Seite, dann auf der rechten.

Empfohlene Farbe: Rot

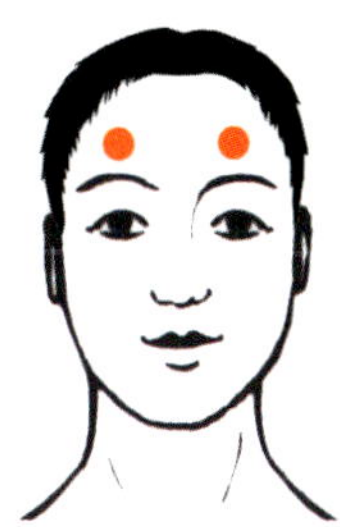

Punkt 2: Dieses Punktpaar liegt auf der Stirnmitte auf der in Punkt 1 beschriebenen senkrechten Linie, die vom Auge zur Stirn läuft.

Empfohlene Farbe: Blau

Zur Harmonisierung können beide Punkte auch mit Grün bearbeitet werden.

- **Stärkung des Immunsystems – 2**

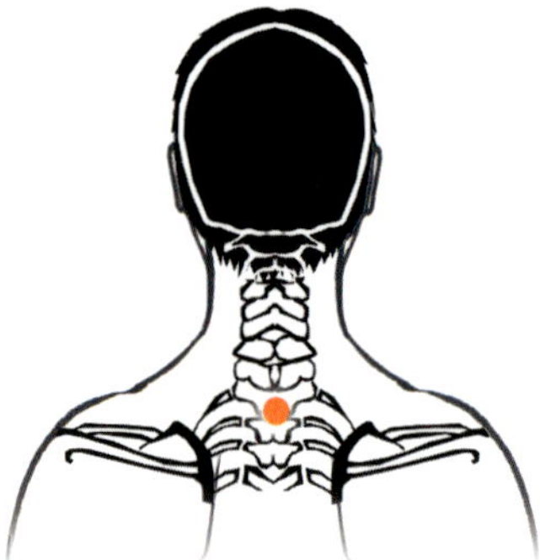

Punkt 1 liegt unterhalb des 7. Halswirbels. Dieser Punkt wird auch bei Rückenverspannungen, Kopfschmerzen und Allergien empfohlen.

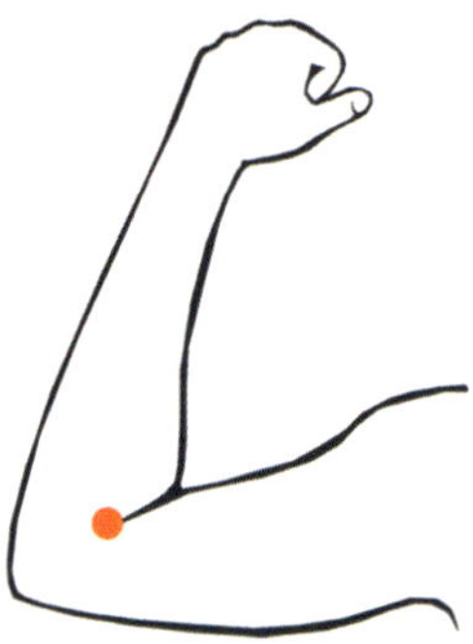

Punkt 2 liegt auf der Armoberseite am Ende der Ellbogenhautfalte, die entsteht, wenn man den Arm anwinkelt.

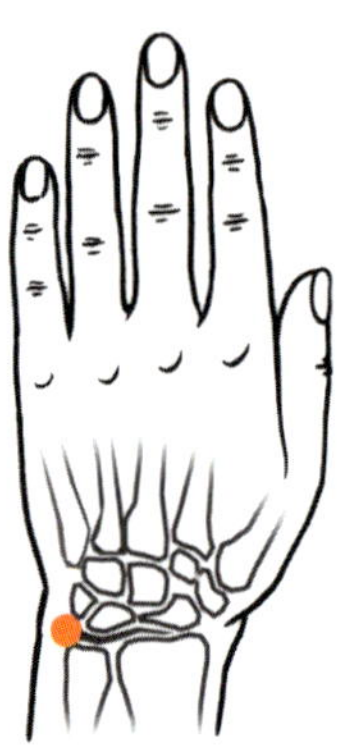

Punkt 3 liegt in der Vertiefung an der Außenseite des Handgelenks, im Übergang von Handwurzelknochen und Elle.

Punkt 4 liegt 3 Querfinger über dem höchsten Punkt des Innenknöchels, am hinteren Rand des Unterschenkelknochens. Er wird auch bei Verdauungsproblemen, bei Regel- und Wechseljahresbeschwerden und zur Stärkung von Leber, Nieren und Milz empfohlen.

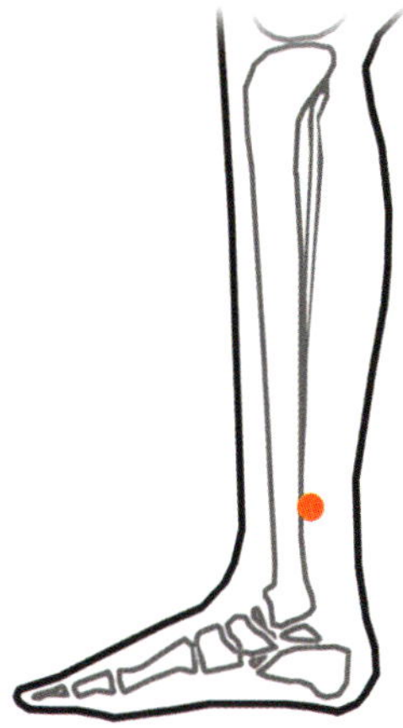

Punkt 5 liegt 1,5 Querfinger unterhalb des Nabels auf der Mittellinie des Unterbauchs. Er stärkt die Nieren und die Vitalität, daher kann er auch bei Müdigkeit, Erschöpfung und Kältegefühl aktiviert werden.

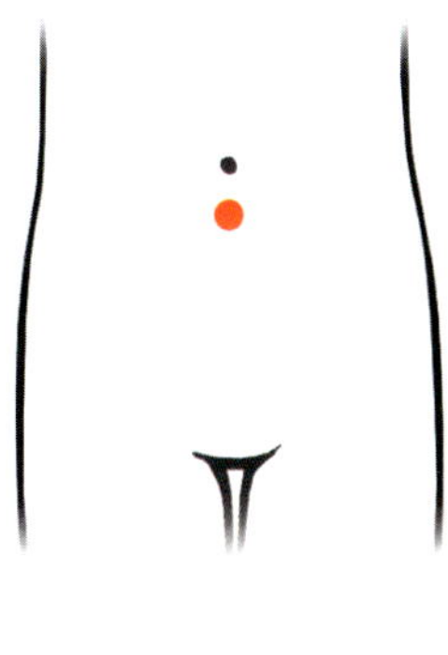

Empfohlene Farben: Rot oder Gold

• **Klärung bei Schnupfen**

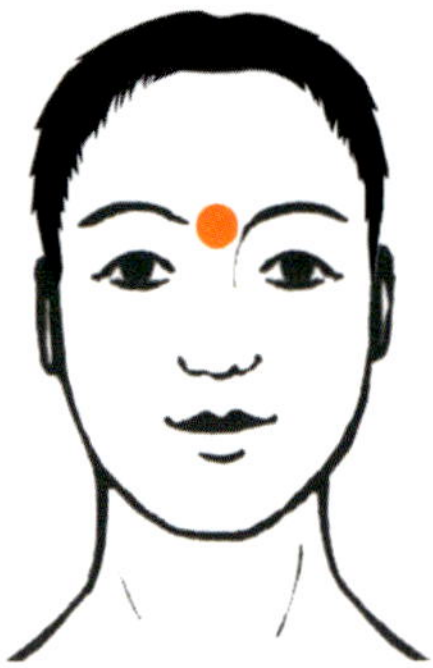

Punkt 1 liegt zwischen den Augenbrauen über der Nasenwurzel.

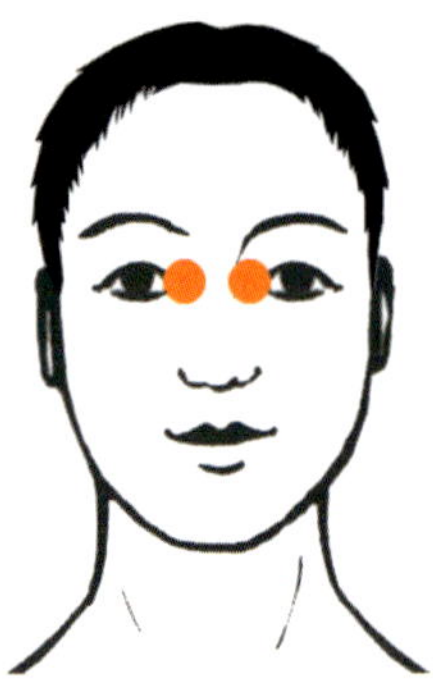

Punkt 2: Dieses Punktepaar liegt links und rechts im Bereich der Augenwinkel am Rand des Schädelknochens an der Nase. Sie spüren dort eine kleine Mulde im Knochen.

Punkt 3: Dieses Punktepaar befindet sich am unteren Rand des linken und rechten Nasenflügels in der Kerbe.

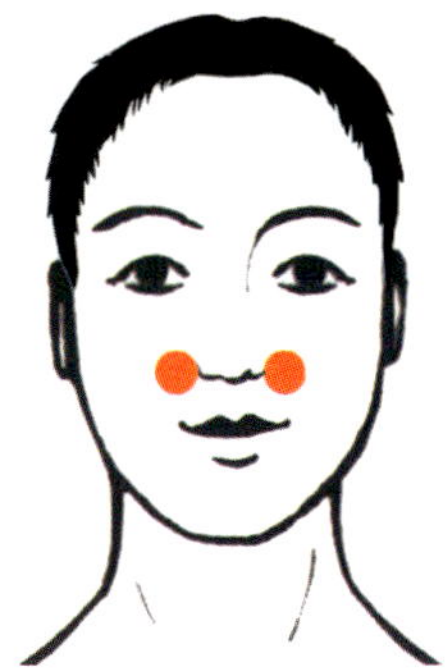

Punkt 4: Dieses Punktepaar finden Sie, indem Sie von den äußeren Augenwinkeln eine senkrechte Linie nach unten ziehen. Auf dieser Linie direkt unterhalb des rechten und linken Jochbeins (Wangenknochen) liegen die beiden Punkte.

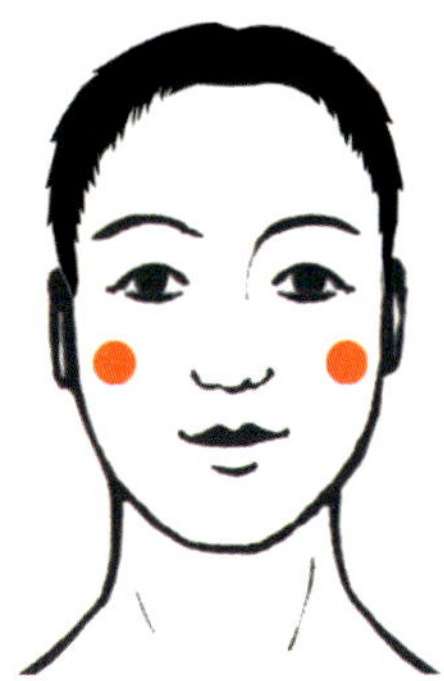

Empfohlene Farbe: Rot (manchmal können auch Türkis oder Grün hilfreich sein)

Die Punktepaare können auch einzeln aktiviert werden.

- **Für die Zähne, auch bei Zahnschmerzen**

Punkt 1: Am Ende des unteren Kieferknochens

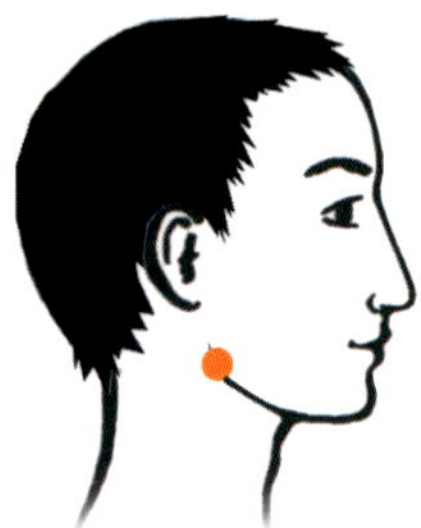

Punkt 2: Bei Zahnschmerzen und bei Ohrenschmerzen empfiehlt sich auch der Punkt, der vor dem Ohr in der Vertiefung am Kiefergelenk liegt. Er ist einfach zu finden, wenn man den Mund leicht öffnet, dann entsteht am Ohr ein Grübchen.

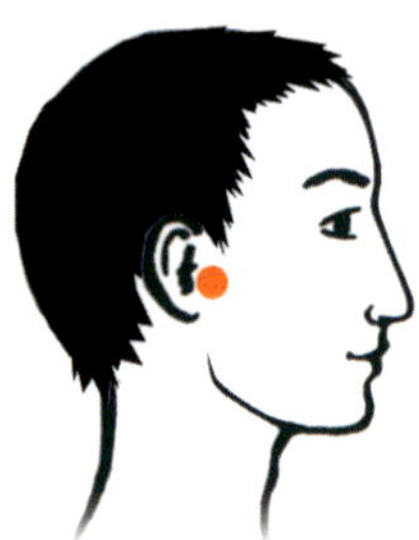

Empfohlene Farben: Rot zur Anregung, Weiß und Grün zur Harmonisierung und Linderung von Schmerzen, Blau und Weiß bei entzündlichen Prozessen

6.5 Punkte zur Stärkung der Aura

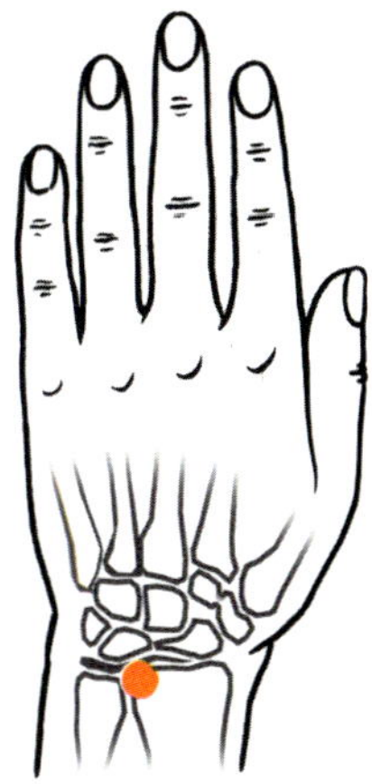

Punkt 1 liegt in der Mitte der Handgelenksquerfalte auf dem Handrücken, zwischen Handwurzelknochen und Speiche.

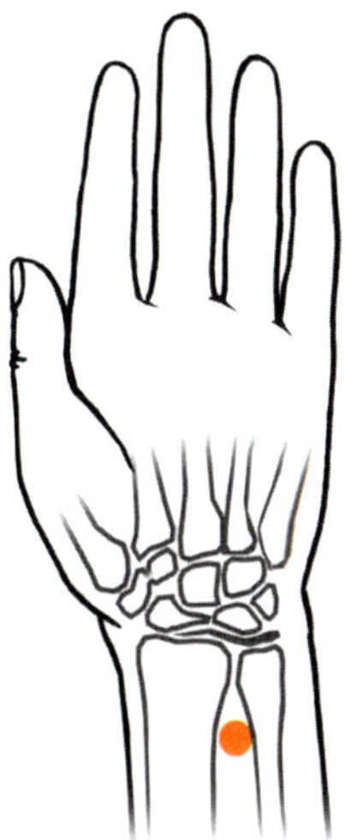

Punkt 2 auf dem Unterarm, 2 Querfinger unter der Handgelenksfalte zwischen Elle und Speiche

Dieser Punkt harmonisiert auch die Abwehrkräfte.

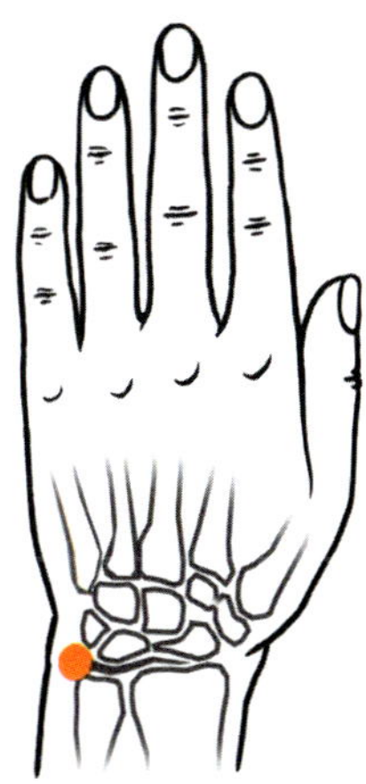

Punkt 3 liegt in der Vertiefung an der daumenabgewandten Seite des Handgelenks, im Übergang vom Handwurzelknochen zur Elle.

Empfohlene Farben: Blau oder Gold, zuerst linke Seite, dann rechte Seite

Mit Weiß kann die Aura geklärt werden.

6.6 Punkt für einen klaren Kopf

Lage: in der Vertiefung am äußeren Ende der Augenbraue (auch für's Sehen und Hören).

Empfohlene Farben: Weiß, Blau oder Kristallin

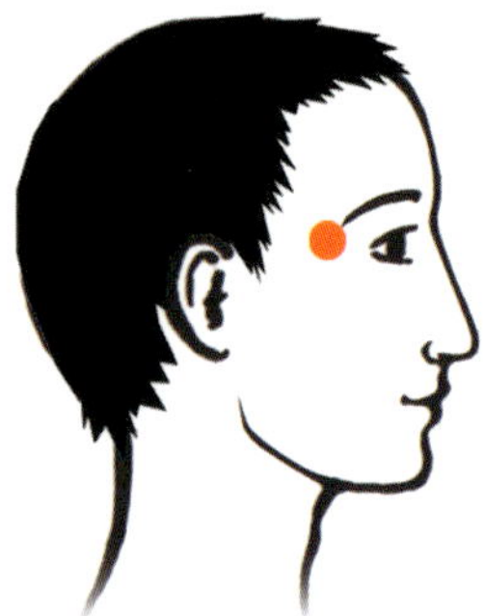

6.7 Punkte für's Lernen

- **Zone des Lernens**

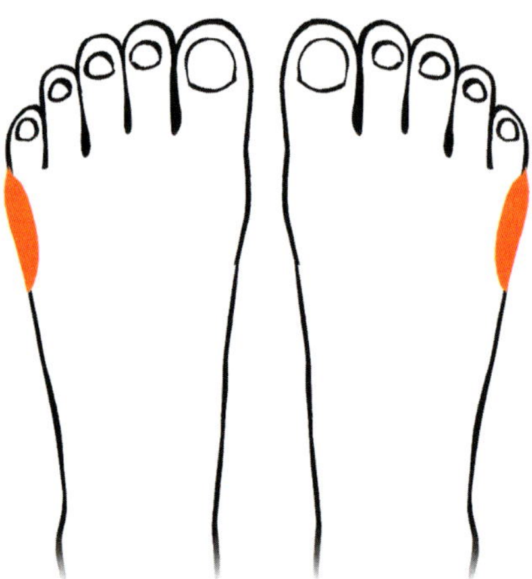

Die Zone des Lernen befindet sich an der Fußaußenkante, unterhalb des kleinen Zehs.

Empfohlene Farbe: Gelb

- **Konzentration**

  Mit der Spitze des gelben oder grünen Kristalls **die Stirn massieren.**

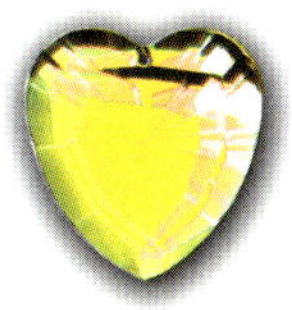

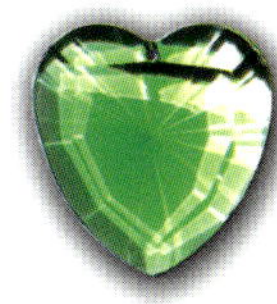

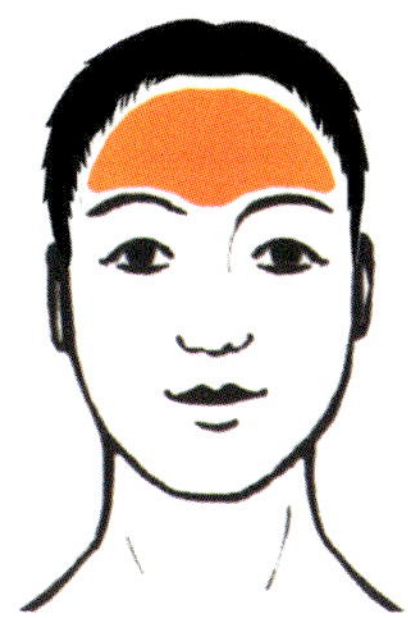

- **Lernfreude und Auffassungsgabe**

  Dieser Punkt befindet sich über der Mitte der Nasenwurzel, ein Querfinger breit über den Augenbrauen.

  Empfohlene Farbe: Gelb

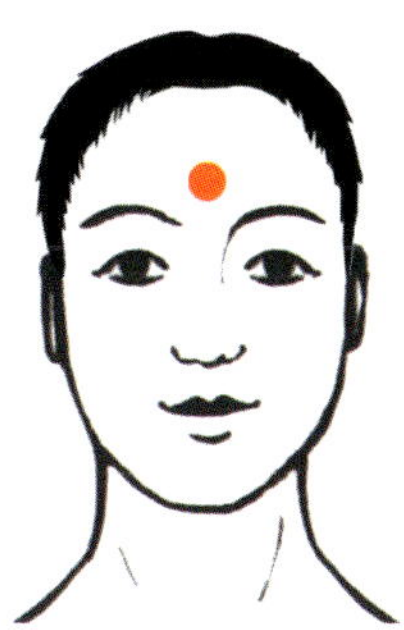

6.8 Punkte für Entspannung und Schlaf

- **Tägliche Belastungen klären**

Zur tiefen Entspannung des gesamten Körpers und um die täglichen Belastungen zu klären.

Punkt 1: am Haaransatz in der Mitte der Stirn

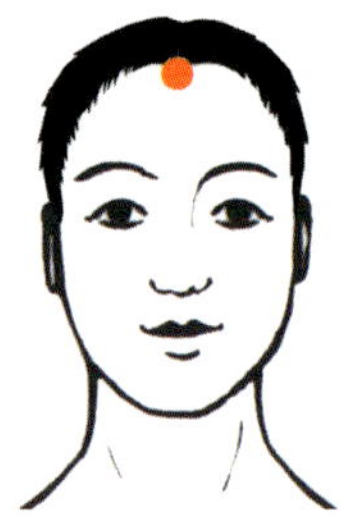

Punkt 2: auf der Nasenwurzel zwischen den Augen

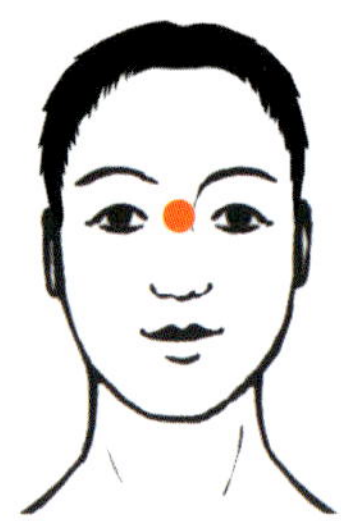

Punkt 3: in der Mitte der Lippen

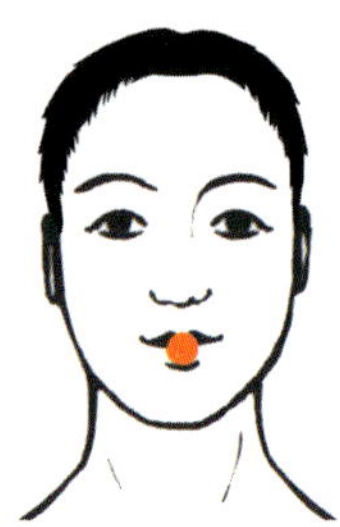

Empfohlene Farben: Gold, Türkis, Blau, Weiß, Kristallin

- **Entspannung des gesamten Körpers - 1**

Dieser Punkt unterstützt die allgemeine Entspannung, besonders im Bereich Solarplexus (Sonnengeflecht). Hier können sich auch Verkrampfungen in der Magengrube lösen, die durch Stress und Aufregung entstanden sind.

Lage:

Wichtig: dieser Punkt liegt **nur auf dem linken Handrücken** auf einer Linie zwischen Ring- und Kleinfinger, dort, wo die Fingerknochen enden und der Handwurzelknochen beginnt.

Empfohlene Farben: Blau, Türkis, Gold oder Magenta

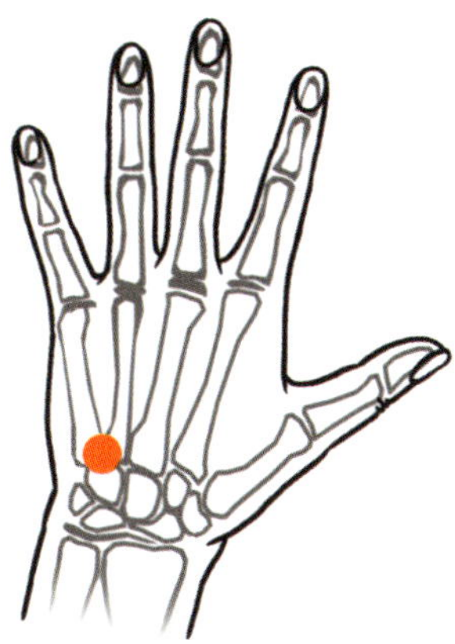

- **Entspannung des gesamten Körpers - 2**

Diese Punkte bringen tiefe Entspannung, vor allem bei Stress.

Punkt 1 liegt auf der Mittellinie des Kopfes in einer kleinen Vertiefung, 1/2 Querfingerbreit über der Stirnhaargrenze.

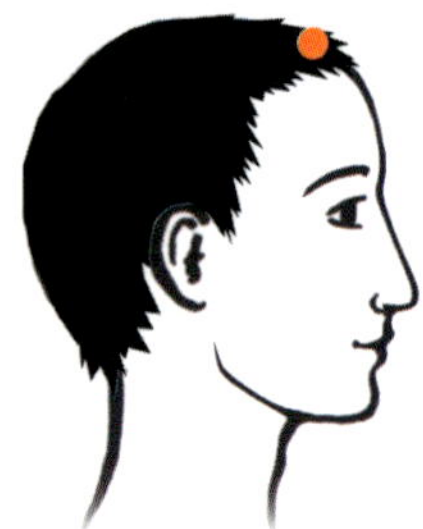

Punkt 2 liegt in der Vertiefung oberhalb des Hinterhaupthöckers, oberhalb vom Schädelrand. Er entspannt auch bei steifem Nacken und Sehstörungen.

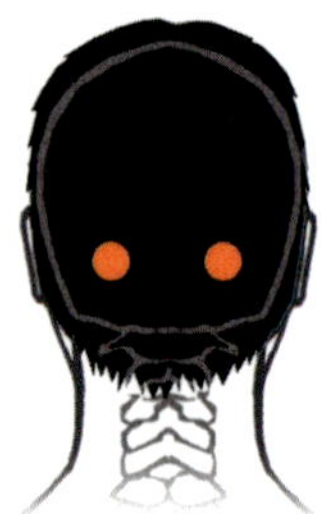

Empfohlene Farben: Magenta oder Blau

Punkt 3 liegt in der Mitte der Handgelenksfalte. Er wird auch bei Unruhe und Angst empfohlen.

Empfohlene Farben: Magenta, Blau oder Grün

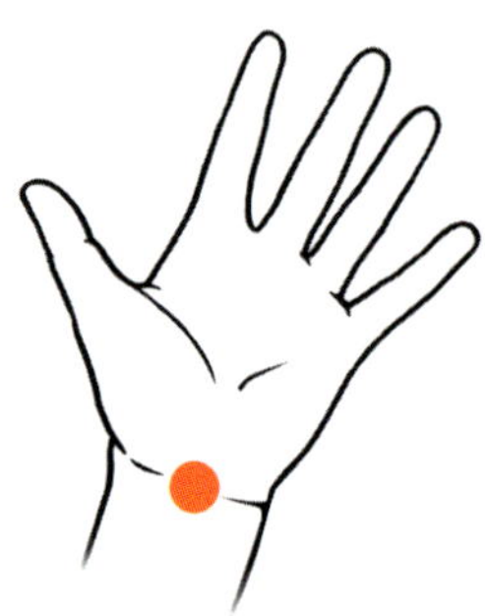

- **Entspannung bei innerer Anspannung**

Die Entspannungslinie am Kopf löst innere Verkrampfungen und befreit von innerer Anspannung. Besonders geeignet bei Stress, der auf den Magen schlägt.

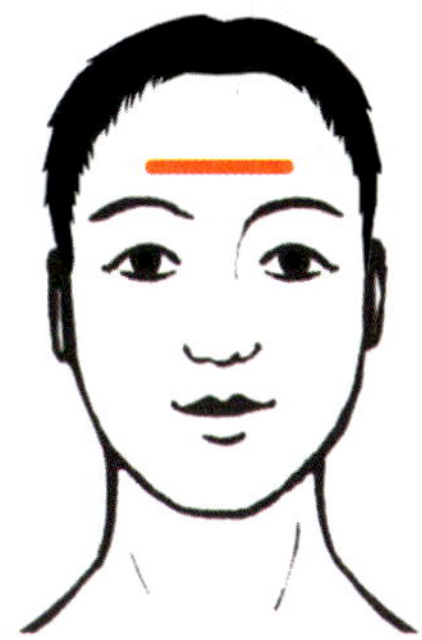

Linie: Diese Linie liegt quer auf der Stirn, einen Querfinger oberhalb der Augenbrauen. Sie erstreckt sich zwischen den beiden Pupillen des Auges, wenn Sie geradeaus schauen.

Streichen Sie diese Linie mehrmals langsam von links nach rechts und wieder zurück.

Empfohlene Farben: Violett, Türkis, Grün, Rosa oder Magenta

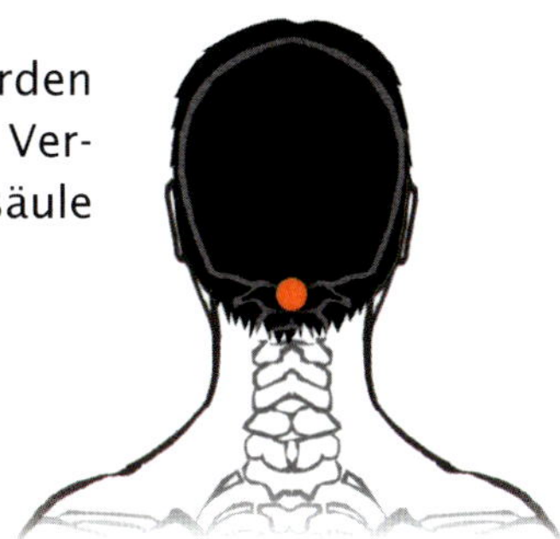

Diese Linie kann ergänzt werden durch **den Punkt,** der in der Vertiefung oberhalb der Halswirbelsäule liegt.

Auch möglich: Linie auf der Stirn mit Violett, Punkt am Hinterkopf mit Blau

• „Dumpfer Kopf“ und Koordination

Diese Punkte helfen, wenn man einen „dumpfen Kopf“ hat, wenn die Beine schwer sind, und auch, um die Koordination des Körpers zu harmonisieren.

Punkt 1: am Haaransatz in der Mitte der Stirn

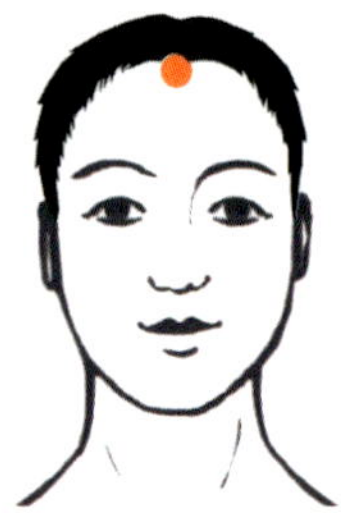

Punkt 2: auf der Spitze des Kinns, im Grübchen

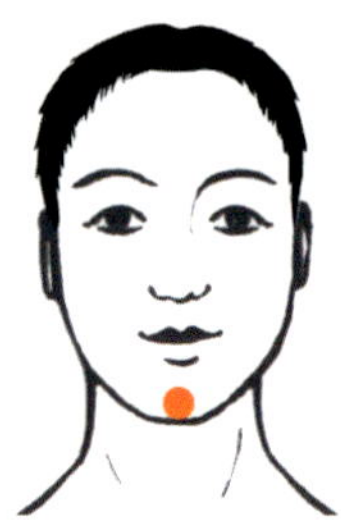

Empfohlene Farben: Gold, Türkis oder Blau

- **Entspannung für Kopf und Becken**

Diese Punkte entspannen Belastungen des Kopfes und des Beckens. Sie sind auch geeignet, wenn Kinder unkonzentriert sind, wenn im Alter die Gedankenkraft nachlässt und bei „Kopfstress".

Punkt 1: am Haarsatz in der Mitte der Stirn

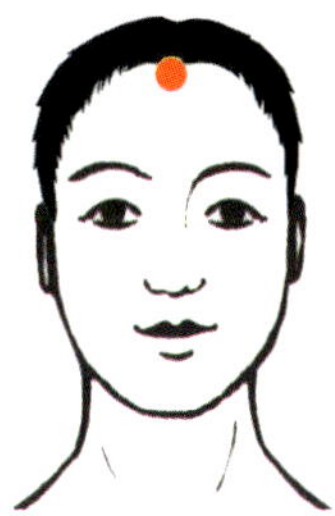

Punkt 2: am Ende der linken und rechten Augenbraue, zuerst links, dann rechts

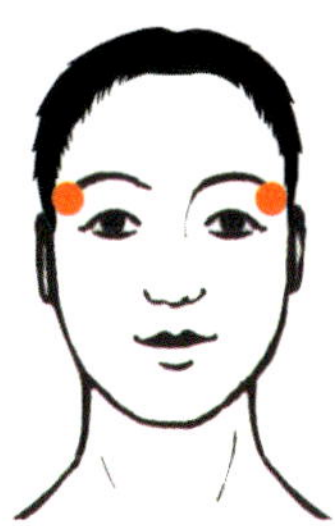

Empfohlene Farben: Gold, Blau, Türkis, Grün

- **Entspannung im Nacken- und Schulterbereich**

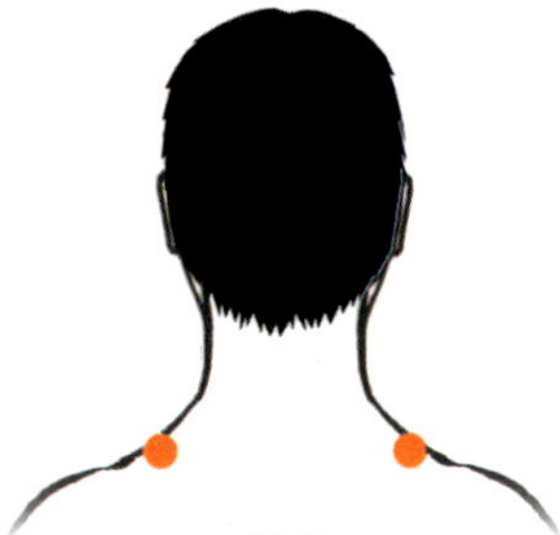

Punkt 1: Das Punktepaar liegt auf den Schultern. Die Punkte sind meistens druckempfindlich. Sie entspannen auch bei Kopfschmerzen, Erkältungen und Asthma.

Achtung: Mildt schreibt, dass dieser Punkt in der Schwangerschaft Fehlgeburten auslösen kann.

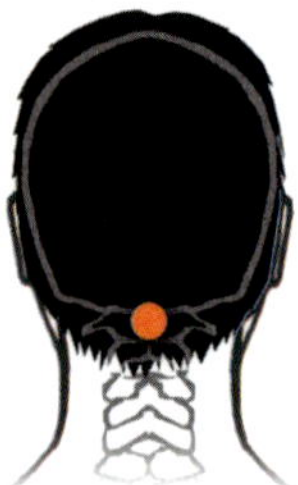

Zusätzlich kann **Punkt 2** harmonisiert werden, der in der Vertiefung oberhalb der Halswirbelsäule liegt.

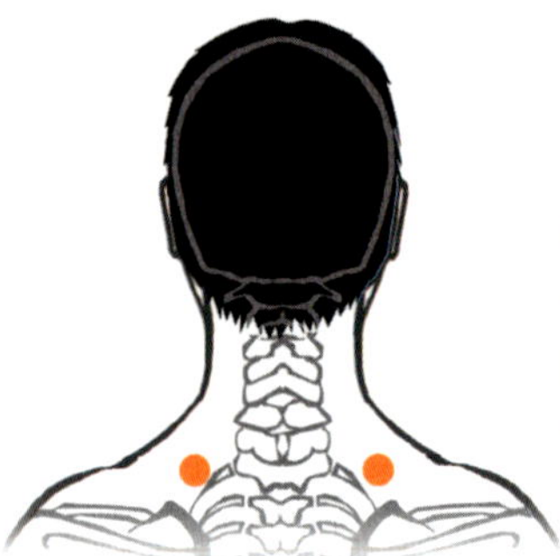

Punkt 3: Das Punktepaar entspannt ebenfalls bei Nacken- und Schulterproblemen. Es liegt 1,5 Querfinger links und rechts neben dem 1. Brustwirbel.

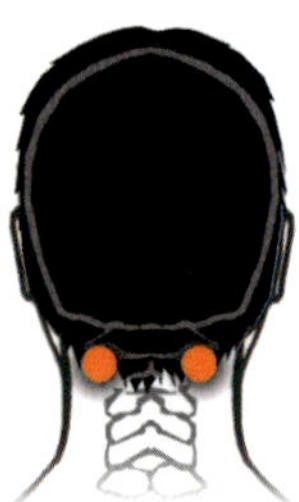

Punkt 4: Das Punktepaar liegt am Übergang vom Kopf zum Nacken, ca. 1,5 Querfinger links und rechts von der Mitte des 1. Halswirbels. Diese Punkte werden auch Himmelsfenster genannt.

Empfohlene Farben: Türkis, Blau, Magenta, Kristallin, Grün oder Weiß

- **Entspannung für den Magen- und Darmbereich**

Lage: Die Zone finden Sie am linken und rechten Fuß, indem Sie vom Zehenballen (Basisgelenk des großen Zehes) an der Innenseite des Fußes etwa 3 Querfinger in Richtung Ferse gehen. An dieser Stelle beginnt die Magenzone, die ca. 2 Querfinger breit ist. Nach innen erstreckt sie sich bis zur Mitte der 2. Zehe. Insgesamt ist diese Zone etwa so groß wie ein Zweieurostück. Diese Zone können Sie mit Öl oder Spray massieren oder mit den Kristallen streichen. Beginnen Sie wieder zuerst auf der linken Seite.

Empfohlene Farben: Gelb, Violett, Grün, Magenta oder Gold

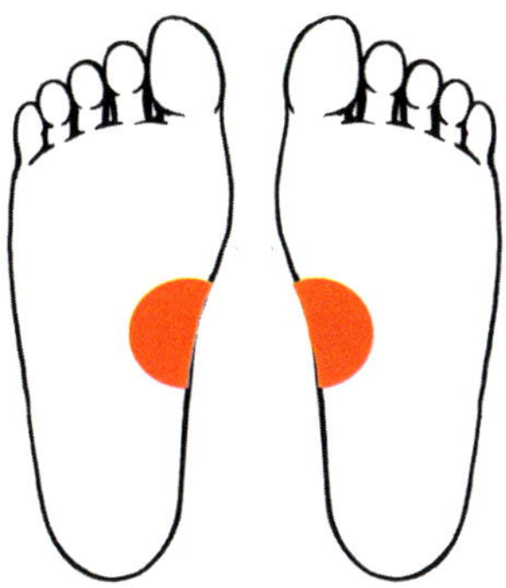

- **Bei Schlafstörungen**

Auch dieser **Punkt** beruhigt bei Schlaflosigkeit. Er entkrampft und beruhigt den Geist. Gleichzeitig reguliert er den Energiefluss im Herzen und befreit die Brust. Er entspannt auch bei Benommenheit und innerer Anspannung mit hohem Druck. Bei hoher Anspannung kann Bluthochdruck entstehen.

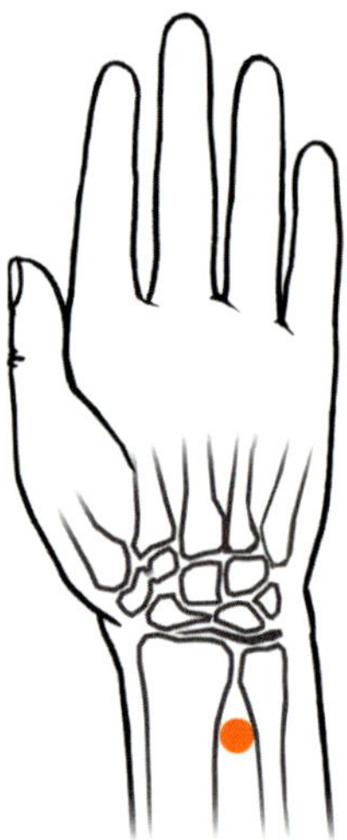

Lage: Auf der Innenseite des linken und rechten Unterarms, 2 Querfinger unter der Handgelenksfalte, zwischen den Sehnen.

Empfohlene Farben: Magenta oder Blau (in manchen Fallen kann auch Rosa hilfreich sein)

• Für klärenden Schlaf

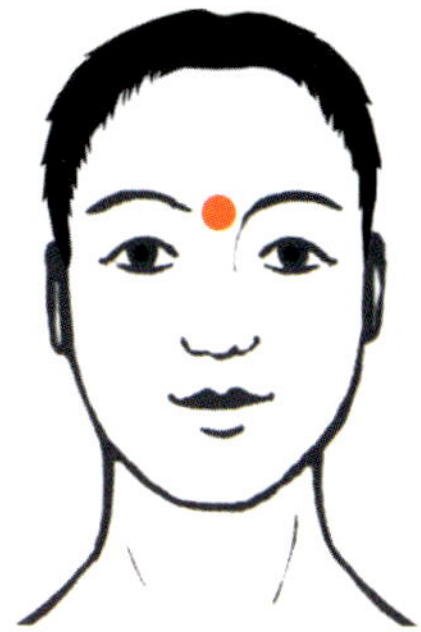

Punkt 1: Vor allem bei Schlafstörung wirkt dieser Punkt beruhigend. Er klärt auch die unbewussten Ebenen und kann Träume hervorrufen. Darüber hinaus stärkt er die Verbindung zur Seele und zu höheren Bewusstseinsebenen.

Lage: Dieser Punkt liegt genau zwischen den Augenbrauen, etwas oberhalb der Nasenwurzel.

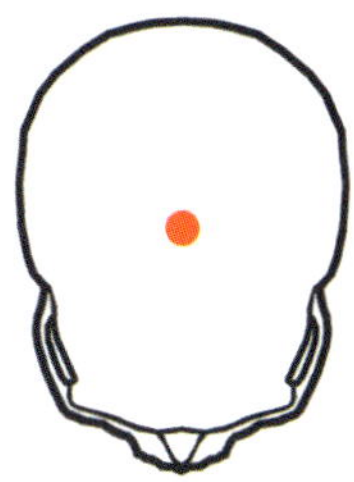

Punkt 2: Die Entspannung kann unterstützt werden, indem Sie anschließend auch den Punkt in der Mitte des Schädeldaches harmonisieren.

Empfohlene Farben: Blau oder Magenta

- **Selbstvertrauen**

Diese Zonen entspannen in Stress-Situationen und bei Angst. Sie können auch bei Knieproblemen helfen, die aufgrund von Stress oder Angst entstehen. Ebenso können sich blockierter Ärger und blockierte Trauer lösen.

Lage: Die **erste Zone** liegt auf der linken und rechten Körperseite unterhalb vom Schlüsselbein neben dem Schultergelenk. Hier „klappt“ man die Arme nach vorne, wenn man Angst hat oder sich unterlegen fühlt. Der Mittelpunkt der Zone ist druckempfindlich. Die Harmonisierung dieser Zone unterstützt auch in Situationen, in denen eine Entscheidung getroffen werden soll. Sie hilft Menschen, die immer nach dem „Warum“ fragen.

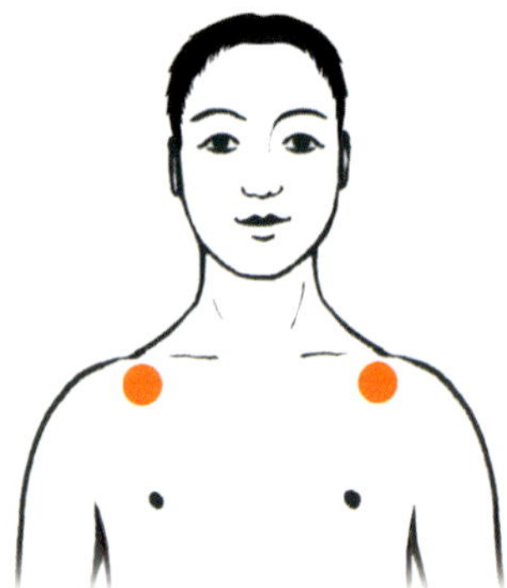

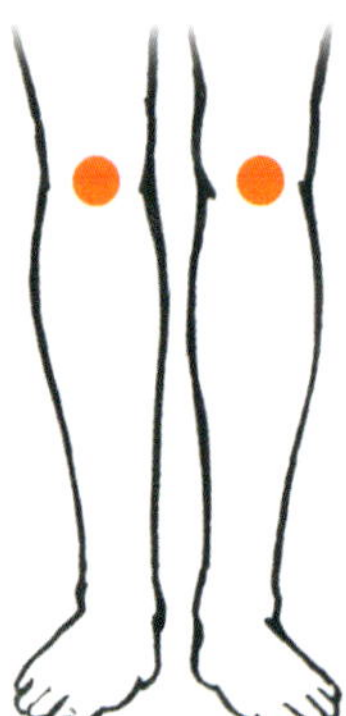

Die **zweite Zone** liegt auf der Kniescheibe. Die Knie stehen für den Mut, den nächsten Schritt zu machen. Wenn wir Angst haben, werden die Knie weich.

Empfohlene Farben: Gelb, Blau, Gold, Grün, Violett, Türkis

Auch möglich: linke Seite Silber, rechte Seite Gold

- **Entspannung für die Augen - 1**

Diese Punkte entspannen die Augen, vor allem bei oder nach der Arbeit am Bildschirm und beim Lesen:

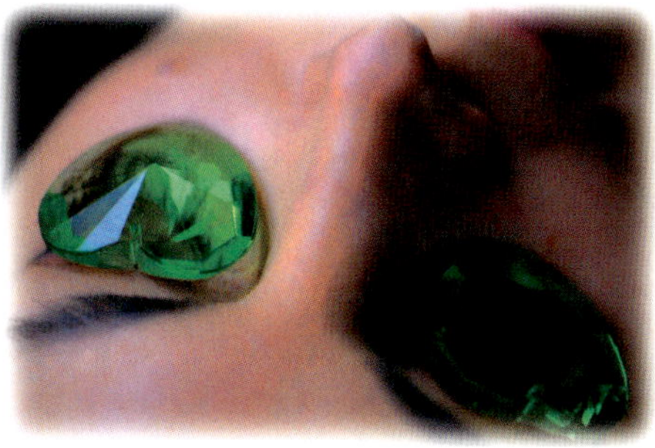

Grünen Kristall auf die Augen legen

Grün auf das Ende der Augenbrauen und auf die Punkte in der Mitte der Stirn, oberhalb der nach vorn blickenden Pupillen, wirkt harmonisierend.

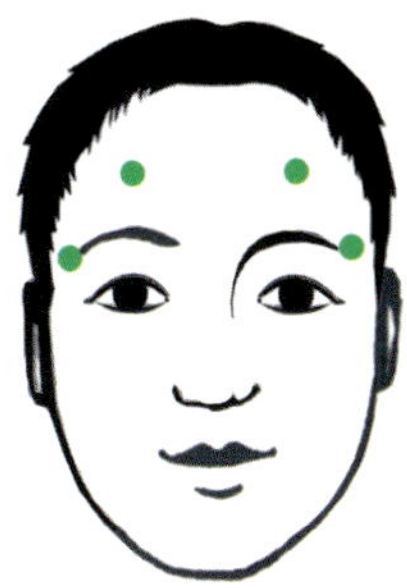

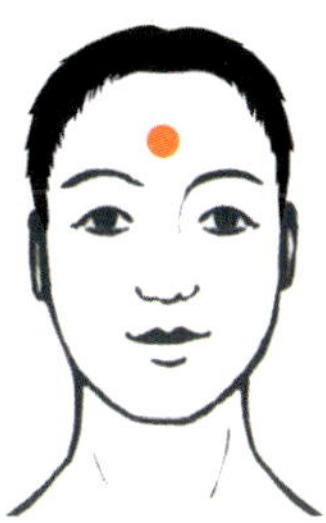

Auch **der Punkt** über der Mitte der Nasenwurzel, einen Querfinger breit über den Augenbrauen harmonisiert die Augen.

Empfohlene Farbe: Gelb

- **Entspannung für die Augen - 2**

Diese Punkte unterstützen auch das klare Sehen.

Wichtig: Die auf den folgenden Seiten beschriebenen Punkte nie alle gleichzeitig behandeln, sondern maximal 2 - 3 Punkte pro Behandlung!

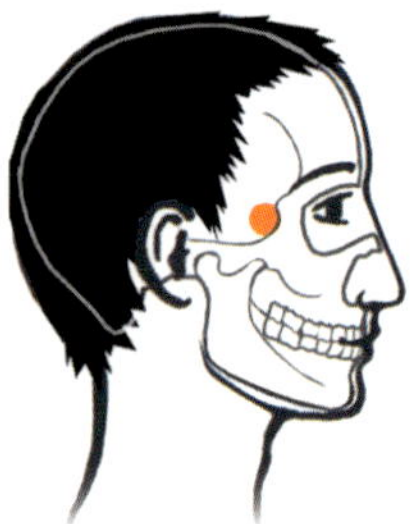

Punkt 1: In der linken und rechten Schläfengrube zwischen dem Ende der Augenbraue und dem Außenrand der Augenhöhle in der Vertiefung.

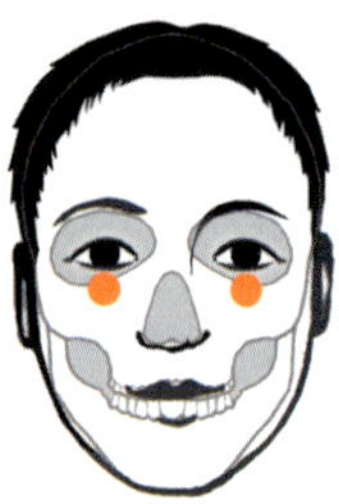

Punkt 2: 1 Querfinger unterhalb der Pupillen, auf dem Rand des Knochens.

Dieser Punkt kann auch bei Schwindel helfen.

Empfohlene Farben: Grün oder Blau

Punkt 3: Der Punkt liegt auf der senkrechten Linie, die unterhalb der Pupillen beginnt und zum Kinn zieht, am unteren Rand des Wangenknochens.

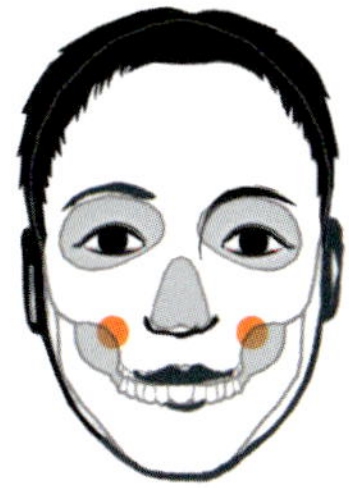

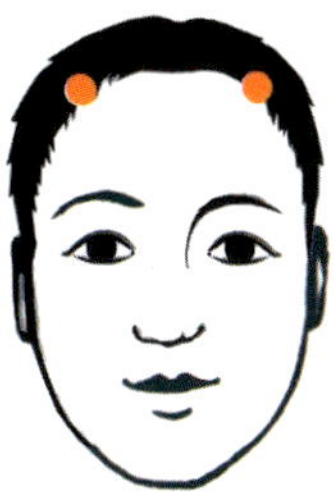

Punkt 4 liegt an der seitlichen Haargrenze der Stirn (Geheimratsecke), 4,5 Querfinger von der Stirnmitte entfernt. Dieser Punkt kann auch bei Schwindel helfen.

Punkt 5 befindet sich in der Vertiefung am äußeren Ende der Augenbraue.
Dieser Punkt wird in der Literatur zur Aktivierung der Hör- und Sehkraft empfohlen. Außerdem harmonisiert er die Lebensenergie.

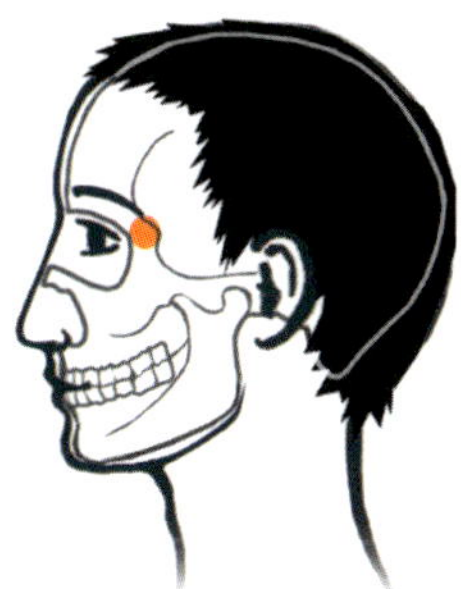

Empfohlene Farben: Grün oder Blau

Punkt 6 liegt am inneren Ende der Augenbraue.
Der Punkt wird in der Literatur auch empfohlen bei Schwindel, verstopfter Nase und Heuschnupfen. Er klärt den Blasen-Meridian.

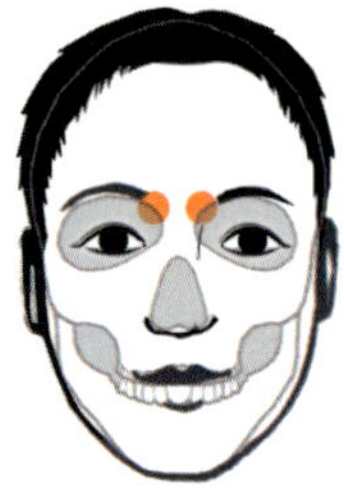

Punkt 7 befindet sich im Grübchen am hinteren unteren Schädelrand.
Dieser Punkt wird in der Literatur auch empfohlen zur Entspannung von Verspannungen im Schulter-Nacken-Bereich, von Kopfschmerzen, bei mangelnder Konzentration und verstopfter Nase.

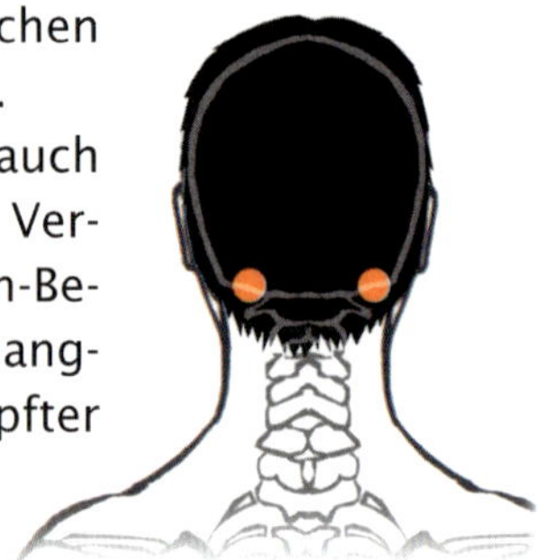

Empfohlene Farben: Grün oder Blau

Verwendete Literatur für die Anwendungsbeispiele

In diesen Büchern befinden sich auch zahlreiche weitere Anwendungsbeispiele

Fischer-Reska, Hannelore - Das Heilzonen Buch - Gräfe und Unzer Verlag - München

Mandel, Peter - Die Apotheke des Lichtes - Band 1 und 2 - esogetics-Verlag - Bruchsal

Mildt, Christina - Praxis Akupressur - Sonntag Verlag - Stuttgart

Wormer, Eberhard J. - Reflexzonen - Lingen - Köln

Darüber hinaus verwendete Literatur

Focks, Claudia - Atlas Akupunktr - Urban & Fischer - München

Kraaz von Rohr, Ingrid - Farbtherapie - Nymphenburger - München

Krämer, Dietmar - Neue Therapien mit Bach-Blüten 3 - Ansata - München

Schneider, Petra - Die Elohim - Windpferd Verlag - Oberstdorf